CONTROLE SUA DOR E COMANDE SUA VIDA

CARO(A) LEITOR(A),
Queremos saber sua opinião sobre nossos livros.
Após a leitura, curta-nos no **facebook/editoragentebr**, siga-nos no Twitter **@EditoraGente** e no Instagram **@editoragente** e visite-nos no site **www.editoragente.com.br**. Cadastre-se e contribua com sugestões, críticas ou elogios. Boa leitura!

ROGÉRIO LIPORACI, PhD

AUTOR BEST-SELLER

CONTROLE SUA DOR E COMANDE SUA VIDA

Aprenda como enfrentar a dor persistente e conquiste uma vida mais prazerosa em apenas 6 semanas

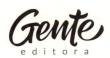

Diretora
Rosely Boschini

Gerente Editorial
Rosângela de Araujo Pinheiro Barbosa

Editora Júnior
Rafaella Carrilho

Produção Gráfica
Fábio Esteves

Preparação
Vivian Cristina de Souza

Capa e Projeto Gráfico
Anderson Junqueira

Diagramação
Linea Editora

Revisão
Elisa Casotti

Impressão
Edições Loyola

Copyright © 2022 by Rogério Liporaci
Todos os direitos desta edição são reservados à Editora Gente.
Rua Natingui, 379 – Vila Madalena
São Paulo, SP – CEP 05443-000
Telefone: (11) 3670-2500
Site: www.editoragente.com.br
E-mail: gente@editoragente.com.br

DADOS INTERNACIONAIS DE CATALOGAÇÃO NA PUBLICAÇÃO (CIP)
ANGÉLICA ILACQUA CRB-8/7057

Liporaci, Rogério
  Controle sua dor e comande sua vida : aprenda como enfrentar a dor persistente e conquiste uma vida mais prazerosa em apenas 6 semanas / Rogério Liporaci. - São Paulo : Editora Gente, 2022.
  192 p.

ISBN 978-65-5544-260-1

1. Dor crônica 2. Saúde 3. Desenvolvimento pessoal I. Título

22-4212   CDD 158.1

Índice para catálogo sistemático:
1. Dor crônica

NOTA DA PUBLISHER

Somente quem sente dor crônica sabe como é difícil lidar com ela. Insistente, aparece após o corpo se movimentar e impacta diversos cenários da vida. Realizar uma atividade física pode ir do prazeroso ao intolerável rapidamente. Lidar com as pessoas em um momento de dor também é um desafio; afinal, quem consegue manter a paciência e ser colaborativo quando está em sofrimento? Assim, a vida passa, o impedimento de vivê-la cresce, e se torna regular deixar de fazer algo que gostaria pelo medo da dor que virá, ou que já se faz presente.

O pior é parecer que a dor não tem solução; afinal, ela costuma resultar de algum problema que foi construído a partir de sua vida: má postura, esforço repetitivo, desgaste... Seja qual for, as receitas de remédios aumentam, as indicações médicas soam cada vez menos promissoras e a vida vai travando, tornando-se refém da situação. Então, por que confiar em mais uma promessa de superar esse problema?

Especialista no tratamento de dor crônica, Rogério Liporaci reúne nesta obra todo o seu conhecimento no combate a esse mal. Fisioterapeuta reconhecido por seu trabalho com pacientes com dores do movimento, ele não traz uma promessa de cura, mas uma revolução contra a dor.

Muito estudioso, Liporaci dedicou sua carreira a encontrar maneiras de viver além da dor que acomete o corpo, entregando para o paciente a liberdade para movimentar-se e viver novamente da maneira como desejar. Este livro é o resultado de seu trabalho, nestas páginas você encontrará todo um arsenal para enfrentar sua dor e tomar o comando de sua vida de volta para si. São seis semanas de exercícios práticos, fáceis de serem realizados, que farão toda a diferença na maneira como você está vivendo agora.

Posicione-se no combate à dor que o acomete: enfrente-a, domine-a e reconquiste o livre movimento de seu corpo. Você merece ter uma vida além da dor.

Boa leitura,

ROSELY BOSCHINI
CEO e Publisher da Editora Gente

*Dedico este livro à minha filha,
Florence, o meu propósito.
A flor que me mantém sorrindo a
cada fase que floresce.*

AGRADECIMENTOS

Aos que convivem com alguma dor que persiste, meu agradecimento vai a você com a certeza de que minha retribuição estará nas palavras que nestas páginas lerá, todas escritas pensando no que você passa ou já passou, para que entenda que não é um sofredor, mas um **lutador**.

Fico feliz em saber que, após esta leitura, você começará a perceber que não deve se deixar dominar pelo desconforto causado pela dor, pois, mesmo na presença dele, ainda é possível ter prazer e paz na vida.

O fim vem no apagar de nossa luz vital, e, sejamos sinceros, deve ser ainda mais doloroso não estar aqui neste mundo. Já que estamos, não podemos deixar nada nos deter; com dor ou sem dor, vamos lutar para povoar a vida de instantes felizes, de paz, de auxílio ao outro, de boas experiências.

Agradeço a oportunidade de poder lhe dizer isso.

Você com certeza tem uma meta que deseja atingir a respeito de sua dor. Então, estabeleça a meta mais alta possível, mas objetivos pequenos para serem vencidos um a um. E não se esqueça: aprenda meios de curtir a jornada até atingir tal meta.

Qual objetivo consigo atingir agora que é melhor do que o ponto em que estou hoje?

Já disse o grande artista Chico Science: "Um passo à frente e você não está mais no mesmo lugar".[1]

NOTA DO AUTOR

Desde já é necessário esclarecer: a dor é uma construção que não envolve somente a presença de lesão no corpo. Isso deve ficar claro para fins éticos pelo ponto de vista de que, se a dor não tem relação direta com uma lesão, não podemos considerar sua presença como sinal absoluto da necessidade de procurar auxílio especializado no momento em que ela surge. Você procurou um médico para todas as dores de cabeça que já sentiu ao longo da vida? Com certeza não. Isso não quer dizer que não possamos aprender estratégias para entender como monitorar uma dor que surja e como aliviar esse sintoma, entendendo minimamente se há presença de sinais de seriedade que necessitem da inspeção de um profissional de saúde.

"Medicalizar", ou seja, disseminar a crença de que a dor deve ser acompanhada imediatamente por um profissional – sem dar tempo para que, momentos depois, possamos desvendar se ela regredirá ou não –, vem sendo uma fonte de possível obrigação diagnóstica, pois difundimos inconscientemente a convicção de receber uma resposta técnica.

Reitero: não existe uma linha clara que diferencie uma dor que pode ser autocuidada sem necessidade do auxílio profissional de uma dor que precise desse auxílio. Assim, a proposta deste livro é, além de entender sobre o que acontece quando a dor surge e persiste, e entender casos de pessoas com histórias de dor crônica, também dar a você ferramentas para que, quando uma dor ou crise de dor comece, possa tentar aliviar o quadro com proposições domiciliares simples.

Temos de arrefecer o processo desenfreado de medicalização das dores que afetam ossos, articulações, músculos, ligamentos e outros tecidos relacionados – as chamadas dores musculoesqueléticas –, dado que tal processo é fator fundamental para transformarmos em persistência sem fim casos de dor que se resolveriam pela história natural da moléstia. Parte delas já tende a caminhar para autorresoluções, mas, com a vinculação de um aparato técnico sofisticado para investigá-las, pode emergir medo e apreensão, permitindo florescer um ambiente físico e mental propício para que a dor não se resolva naturalmente, como aconteceria.

Tudo isso é efeito da falta de conhecimento da coletividade em cuidar por si só de um alerta doloroso que aparece sem sinais de ser algo grave. E a maioria não é grave. A ciência nos prova que sentir dor é diferente de ter uma lesão, e esse achado científico nos abre a possibilidade de primeiro tentar por nós mesmos! Eu quero lhe dar essas ferramentas para que você entenda quando pode tentar facilitar a resolução natural de sua dor com propostas simples de automanuseio do corpo, para buscar o alívio antes de procurar por um profissional de saúde caso a dor ainda insista em incomodar.

O objetivo principal dessa atenção física a ser dada a você por você mesmo, é prevenir que algo simples torne-se um martírio sem sequer ter uma causa importante para isso.

Ter esse conhecimento é o melhor caminho para uma sociedade mais sadia e consciente.

SUMÁRIO

	Prólogo	17
1	A dor é real	24
2	O que se entende por dor?	34
3	Ensaios sobre a dor	48
4	Fatos sobre a dor	58
5	Estratégias de enfrentamento da dor	70
6	A ação: exposição ao movimento para dores ao movimento!	90
7	Acompanhando os resultados	106
8	Um caso comum: a dor lombar	118
9	A dor é multifatorial	146
10	Não precisa desenvolver empatia pelo meu caminho, mas, a partir de minha jornada, descubra a importância em tê-la	154
11	Você está pronto para dominar a dor e o sofrimento físico	178
	Notas	185

PRÓLOGO

Nem toda dor que se inicia precisa de nós, profissionais de saúde.

Nem toda dor que **persiste** precisa de nós, profissionais.

Você foi induzido, sem dolo, a pensar que é frágil. Induzido pela velocidade da tecnologia, que nos fez mais preguiçosos, interagindo menos ao longo das horas do dia com o uso do físico. E também por exames de imagem ultrassofisticados que conseguem olhar minúcias estruturais modificadas ali presentes por adaptações ao se usar o corpo; mas que, em um belo exame físico, e entendendo sua história de vida, mostrariam que aquilo visto não faz parte da construção de sua dor na maioria dos casos.

Você foi treinado pela sociedade moderna a buscar um profissional de saúde para procurar um problema. Problema que será, muitas vezes, encontrado. Ah, eu garanto que será!

Por vezes, ele já estava ali, fruto do tempo, da genética que o desenvolveu e, como já disse, do uso do corpo, que o fez surgir como adaptação para dar conta de sua rotina. No entanto, quando focamos nesse problema, esquecemos de ver o que houve para além dele, visto que junto podem ter vindo outras estruturas que foram adaptadas para ele ficar quietinho. A imagem do exame, porém, só mostra ele ali, laudado em um relatório radiológico como artrose, hérnia, degeneração...

Chegou a hora de essa mentalidade mudar.

É tempo de voltarmos a acreditar na capacidade do corpo de reagir mesmo quando há dor.

Com as ferramentas certas, você vai entender o que se passa, e assim compreender quando a dor está dando um sinal de alerta real.

A dor que você pode estar sentindo agora em seu corpo é apenas uma introdução para a próxima, pois é imprescindível que dores cumpram seu papel de ser regra. Qual é a regra: ser uma resposta cerebral após entendimento do que ocorre no corpo que possa ser uma ameaça ao seu pleno funcionamento. Temos de entender o papel importante desses alertas e saber lidarmos por nós mesmos com eles. Entender quando a dor vai fugir de **seu** controle e necessitar de ajuda extra. Não podemos partir do princípio de que cada dor acima do comum para sua rotina seja passível de ser medicalizada, ou seja, dar a característica de "patogenia" como regra, de sempre ser algo sério que os próprios mecanismos de defesa corporais não deem conta de resolver. A dor ser um sinal de que há dano nos tecidos do corpo, relevantes a ponto de o próprio corpo não resolvê-la, **é a exceção**.

Toda pessoa do planeta terá alguma avaria – uma alteração na coluna, por exemplo – ao longo do envelhecer, ou mesmo ao longo da exposição do corpo a uma rotina que use bastante aquele local em questão. Assim como teremos rugas e cabelos brancos um dia.

Sabe por que achamos que não será assim, que todos acabam por ter alterações na coluna, nos joelhos, na bacia ou qualquer parte do corpo? Porque nem todos fazem exame (que bom!). E os que sim, fazem quando sentem alguma dor, e logo o profissional de saúde tem uma "coceirinha" para cravar que aquele achado no exame de imagem é a causa dessa dor.

Rogério, e como saber se não há mesmo relação?

Simples. Vou pegar o exemplo da coluna, que é a causa mais comum de dores persistentes quando usamos o corpo: se não existem sinais e sintomas de comprometimento neurológico, então não há base para achar que as avarias naturais que todos teremos algum dia é a causa da dor. Da mesma maneira que não podemos dizer que uma doença de pele é fruto das rugas.

E você pode ter esse conhecimento que empodera e retira a ideia de fragilidade física do ser-humano. É claro que não quero treiná-lo você a realizar uma autoavaliação de seu sistema nervoso para saber se sua coluna está com tal "comprometimento neurológico", mas este deixa sinais que podem ser notados por você para saber o que ocorre, e assim conseguir aguardar uma possível resolução ou "esfriamento" do quadro nos próximos dias – até para que, caso procure um profissional, você possa receber intervenções menos agressivas, menos medicamentos, facilitando ainda mais a continuidade da progressão positiva do quadro. Usando a coluna lombar, a parte baixa de nossas costas, como modelo: o comprometimento neurológico pode estar presente quando há presença de formigamento ao longo de toda a perna e perda progressiva da força do membro inferior; quando se percebe que ao passar dos dias a perna vai ficando cada vez mais fraca, surgindo alterações de sensibilidade e dormência em toda a perna, e início de dificuldade de mexer pé e dedos.

Veja que, se tiver o conhecimento, você conseguirá entender: *Opa, tive uma dor, um travamento na coluna, mas não estou ficando cada dia mais fraco e nem com sensibilidade alterada. Vou acompanhar mais alguns dias e ver se melhora.* E pronto. É a mesma coisa que já fazemos com dores de cabeça ou de barriga. De algum modo, já sabemos quando estas estão fora do normal. Mas há certas dores que fomos induzidos a sentir um medo descabido; fora a desinformação, que nos atrapalha em saber corretamente o que fazer.

Então acredite: você pode fazer muita coisa por si só, e estou aqui para lhe dar essas informações e colocá-lo novamente como protagonista no controle de qualquer dor.

Antes de iniciarmos de fato esta saga do entendimento e enfrentamento da dor, eu vou já romper barreiras de seu pensamento com uma verdade que poucos lhe contam e que, ao final deste livro, fará todo sentido.

A esmagadora maioria das pessoas há muito tempo com dores nos movimentos, crônicas e sofridas, não importando em qual local apareçam, não têm nada de grave envolvido no corpo que justifique a dor. Se tivesse algo, já teria sido descoberto pelos exames de imagem e outros tantos realizados ao longo do tempo. O que essas pessoas realmente têm é: interação física do corpo com uma rotina hostil, associada a possíveis estresses e hábitos de vida frágeis, convicções sobre a dor que estão equivocadas e que assim pioram o sofrimento, além de tratamentos prévios falhos (não por serem mal prescritos, mas por serem insuficientes) que perpetuaram a dor.

A reflexão acima descreve uma obviedade que foge das nossas cabeças: que tentamos procurar uma intervenção milagrosa para resolvermos rápido um problema com o mínimo de esforço. Ou, caso sejamos profissionais de saúde, isso nos foge do radar de raciocínio ao tentarmos, a todo custo, nos diferenciarmos no mercado ao propor intervenções que poucos outros oferecem, quando a simplicidade já é reconhecida como o mais alto grau da inovação.

Na página seguinte, destaco um trecho da palestra *Ética e Felicidade*, do prof. Clóvis de Barros Filho, que é doutor e livre-docente pela Escola de Comunicações e Artes da USP e atua no mundo corporativo desde 2005.

Não existe uma vida que seja 100% feliz; o que existe são momentos felizes.

Felicidade é um instante, é um momento que você torce para não acabar tão rápido. Um instante de vida feliz é um instante que você agarra, que você lamenta que tenha acabado, que você articula para repetir o mais rápido possível. Esses tais momentos devem ser conservados para que não escorra pelas mãos.

Mas nem sempre dá para ter momentos bons, é lógico que tem aqueles momentos que nos apequena, é lógico que sempre vai ter aqueles momentos que nos brocha... mas de qualquer forma você vai vivendo, procurando esticar o encontro que alegra e abreviar o que entristece.

Então, felicidade é a pretensão ilusória de converter um instante de alegria em eternidade, aí você sabe que encontrou a felicidade quando vive um momento que não quer que acabe.

Prof. Clóvis de Barros Filho

1 | A DOR É REAL

Gostaria de começar este livro escrevendo que: eu entendo você.

Eu entendo a dor que você sente e que o incomoda até nas tarefas corriqueiras, aquelas que de tão automáticas você mal percebe que realiza.

A dor não tira apenas o prazer. Ela impõe sofrimento em situações que antes nem prazerosas eram, mas inertes, como um esticar do braço para pegar um copo de água no filtro. Essa ação vem carregada de prazer? Normalmente é uma ação de percepção emocional inerte, nada desperta, de tão corriqueira... No entanto, quando a dor se instala em alguma região que envolve tal ação, até as tarefas simples e banais passam a ser desconfortáveis.

Perceba como a dor vai tomando conta da interação do corpo com o ambiente. E se, por um conjunto de fatores, se perpetua, a dor passa a ser a protagonista das ações de uso do nosso corpo.

Assim, perdemos o controle, e nossas vontades e necessidades de nos movimentar tornam-se coadjuvantes em um teatro da vida no qual sentamos na plateia para assistir a dor no palco sendo o centro das atenções. Mas isso tem que mudar. Deve mudar.

E de antemão lhe adianto que até mesmo se alguma lesão no corpo fizer realmente parte da construção da dor que você sente, mesmo assim, apesar dela, esse controle tem de ser retomado.

A dor é uma construção cerebral que emerge para responder a uma ameaça ao corpo em algum local onde pode ou não haver uma lesão. "Lesão", segundo o dicionário *Oxford Languages*, é alguma alteração nos tecidos corporais que fazem a área em questão perder ou debilitar a função a ela designada. Por exemplo, um **corte na pele**: no local do corte a proteção para a entrada de microrganismos nocivos ao corpo está debilitada, portanto, é uma lesão.

Mesmo se houver lesão, é imprescindível que o controle sobre as capacidades físicas esteja com você, e não doutrinado pela dor. Senão a experiência dolorosa pode se descolar do problema físico e se alastrar por tempos, até mesmo depois que o problema se resolver.

Um adendo importante: lesão é definida por uma perda total ou parcial da função, mas nem toda perda de função acontece por lesão. E fique claro: não podemos nunca nos esquecer de que pode haver algo acontecendo no corpo que faça algum local perder a função, sem precisar ocorrer uma lesão. E continuo: perda de função pode causar dor.

Percebeu como não é somente quando se machuca que há dor? Você já lidou com dores ao longo da vida e nem se lembra delas – isso porque apenas algumas o fizeram realmente "esquentar a cabeça". Essa é a métrica natural do que acontece com o corpo, o que nos auxilia a ter fundamentos e ferramentas para atuar quando esse padrão foge do controle – na minoria das vezes – e dedicar custos e pessoal, seja pelo serviço público ou particular de apoio à saúde, para essas pessoas. O problema é quando não se há realmente nada grave que precise de recursos, que nem foram desenvolvidos para estes casos. Por exemplo, "uma dor na coluna que não cessa": já fez exame de imagem, já tomou remédios, já fez repouso, talvez até fez cirurgia, e ainda não aliviou. O que mais tem a fazer nesse caso? Sabe por que não têm muitas opções de ação? Porque as ações que existem para abordar esses casos (que são a maior parte) já conseguem dar o enfrentamento adequado para a esmagadora maioria quando bem prescrito e aplicado (nada na ciência da saúde será 100%). Por isso, esses casos não precisam de mais sofisticação ou recursos ultramegablaster pirotécnicos de tratamento, mas de outros já bem desenhados pela ciência, bem prescritos e bem aplicados. E a boa evolução desses casos passa pelo conhecimento da informação correta que estou aqui a lhe ofertar, para que fatores catastróficos advindos pelo desconhecimento não transformem algo mais simples em outro que não tem solução.

Não estou dizendo para você negligenciar o que pode estar ocorrendo em seu corpo. Estou, sim, dizendo que a dor, como sintoma de um sofrimento, pode ser treinada para que o alerta seja controlado e permaneça de uma magnitude que não o prive de toda a sua interação com o mundo até que o problema seja resolvido, quando possível.

O sofrimento físico é treinável, pois, independentemente do que acontece no corpo que possa contribuir para a intensidade da dor que sente, sempre haverá outros fatores além do que acontece no local que dói. Esses fatores podem ser reprogramados, exercitados, alterados ou reaprendidos, de modo se diminua sua participação na percepção da dor e, assim, se reduza a sensação de sofrimento.

É o que acontece com atletas profissionais. Você acha que um atleta de elite não tem dores?

Eles convivem com a dor o tempo todo, pois, para atingir os limites do corpo, há a necessidade de "encostar" no limiar de tal limite, indo até aonde esses alertas dolorosos começam a ser disparados, e tentar ir além dos oponentes. Mas a vontade de vencer, o prazer de competir, são superiores à dor. E, por isso, os atletas têm a capacidade de controlar melhor a percepção dolorosa, para que ela não invada a interação do corpo com as tarefas esportivas.

Assim, o prazer fica maior do que a dor, e a sensação desagradável acaba indo para um segundo plano da consciência. No entanto, quando esse controle se perde e o prazer passa a não mais compensar a dor, geralmente é quando os atletas interrompem a carreira.

Vou exemplificar novamente, agora com pessoas não-atletas.

Visualize na mente duas situações. No primeiro cenário, você ganha milhões de reais na loteria da Mega-Sena, e, eufórico, começa a pular de alegria para comemorar. Pula tanto que acaba torcendo seu tornozelo. Uma entorse que incha o local, mas não o impede de andar. No segundo cenário, você acorda na segunda-feira para ir trabalhar. Ao chegar em seu trabalho, é chamado na sala da diretoria, que o comunica sua demissão. Você sai de lá triste e, ao descer as escadas para ir embora, acaba se desequilibrando e torce o tornozelo. Uma entorse que incha o local, mas não o impede de andar.

Entre esses dois cenários expostos, você acha que a percepção dolorosa dessa entorse será a mesma, de igual intensidade, sofrimento e incapacidade física para ambos? Se as avarias locais são as mesmas, você deve permitir a chance de ser convencido de que, para uma dor ter o tamanho que tem, não vai depender somente do que acontece naquele local que dói.

Uma dor que persiste deve ser entendida por quem a sente, e, para isso acontecer, você deve receber as informações corretas do que é uma dor e o que está acontecendo em seu cérebro e em todo o resto para ter a segurança necessária de encarar o inimigo. Imagine se a cada dor de cabeça você tivesse que ter procurado um serviço de saúde. Imagine, então, para quem tem um poder aquisitivo/financeiro

A dor é uma construção cerebral que emerge para responder a uma ameaça ao corpo em algum local onde pode ou não haver uma lesão.

mais restrito. Como fazer para ter acesso a médicos e profissionais de saúde a cada dor que surge?

Repassar informações corretas, de qualidade, é o meio mais eficaz de dar autonomia ao indivíduo, fornecendo a ele as ferramentas necessárias para confrontar sua dor.

Foi o caso de uma das medidas contra a propagação de COVID-19. Ações governamentais e/ou de setores técnicos de saúde da sociedade entraram em ação e se voltaram para educar a população sobre como reconhecer sintomas, a partir de quais eventos que passassem a ocorrer em seu corpo, procurar um hospital etc.

E com a dor, algo tão prevalente em todos os níveis sociais, não pode ser diferente. É preciso repassar as coordenadas do que se procede e como inicialmente podemos auxiliar a prevenir a perpetuação desse sintoma que, se não mitigado, pode transformar-se na "doença da dor crônica", condição na qual a dor agora é reconhecida pela Classificação Internacional de Doenças (CID) como uma condição de doença, por perpetuar-se sem controle (até a chegada de um tratamento correto). **Doença**, segundo os dicionários médicos, caracteriza-se como uma debilidade do estado normal das estruturas corporais pelo todo ou em partes, que impossibilita ou altera o desempenho de funções importantes para o pleno funcionamento do corpo. E as doenças para assim serem chamadas devem: 1. ter causas próprias (apesar de poder ser secundária a um outro problema prévio); 2. comprometer o funcionamento do corpo; 3. ter um conjunto de sintomas específicos. E a dor crônica contempla este tripé.

Agora entende-se a dor crônica como algo que se perpetua com características peculiares como diagnóstico, não mais algo que se procura e nunca se encontra a contento no corpo que corresponda ao tamanho daquela intensidade, incapacidade e sofrimento, com uma apresentação peculiar que desvincule de outras condições, com progressão própria e tratamentos específicos para tal. Inclusive, pensando na dor que persiste, crônica, como doença, conseguimos dividi-la em dois tipos: a dor primária, que surge "do nada", sem que previamente tivesse ocorrido desordens que a facilitasse; e a dor crônica secundária, ou seja, secundária a outras doenças e lesões que facilitaram seu surgimento e a permitiram tomar vida própria.

Mas vamos nos atentar: não é por que agora dores crônicas são consideradas doenças que **todas** as dores são doenças. Essa nova classificação tenta ajudar aqueles que sentem dor há anos, que não conseguiram se desvencilhar dela, o que acabou fincando raízes na rotina de uso do corpo. Isso não a faz ser mais grave do que quando se iniciou; contudo, entendendo-a como uma doença, a esperança para esses casos é que não se fique caçando problemas no corpo que a justifiquem. A dor crônica é o diagnóstico e ponto. Enfrentá-la, pois há muitas armas disponíveis, é melhor do que continuar procurando sua causa física e protelando o confronto a contento.[1]

Com todas as informações apresentadas neste início, eu gostaria que você seguisse a leitura convencido de que o autocuidado e o entendimento próprio para auxiliar na prevenção da progressão do quadro são estratégias fundamentais para evitar a perpetuação de um sofrimento que tem controle em diferentes níveis – seja no início do quadro ou mesmo após a cronicidade surgir. O intuito aqui é evitar o descarrilar total de sua vida dos trilhos e colocá-lo(a) novamente no rumo correto, ou mesmo facilitar para você a recepção da abordagem de um profissional de saúde, se preciso. Não estou aqui para "ensinar a tratar", mas para auxiliar na gestão da percepção dolorosa, enquanto buscamos o auxílio adequado para o corpo no tempo correto e, juntos, tentamos fazê-lo(a) interagir com o mundo enquanto as coisas se ajeitam.

Qual seria a graça da vida se todas as interações do nosso ser fossem acompanhadas por uma dor limitante? Não estou falando sobre curar toda e qualquer dor, e sim aprender a controlá-la em detrimento do oposto. Estou dizendo para "deixar de ser privado" por ela, e não para voltar a viver e fazer o que precisa com certo prazer "apenas quando ela sumir".

Rogério, então você não acredita na resolução completa da dor?

Acredito, sim. E falaremos mais sobre isso quando abordarmos atenuação ou habituação dos sintomas. Porém, preciso lhe repassar sempre o caminho do enfrentamento real, de verdade, que possui etapas anteriores ao alívio de sintomas. Tais etapas são revigorantes e contam com estratégias eficazes como intervenção para poder atingi-las, parte delas podendo ser iniciadas por você mesmo(a).

E a próxima etapa nessa jornada de enfrentamento é retomar o controle apesar da presença da dor, deixando para trás crenças populares de que "dor é porque está machucado", "se a dor persiste então faça repouso", "nosso corpo é frágil", "deu artrose nos exames, então reduza o uso do corpo" e tantas outras que ainda são um entrave para o conhecimento científico que aqui quero fazer chegar até você.

Vire a próxima página deste livro certo(a) de que há um caminho que ainda pode servir a quem tem dor, e que podemos plantar mais sorrisos do que cerrar dentes no cultivo da vida. O início desta leitura é para que tudo comece já a fazer sentido aqui, frente a tanta informação que temos por aí sobre a dor que, se fizesse realmente sentido, se tivesse fundamento, então a solução já teria chegado até você.

A solução chegou agora.

Não existe nenhuma prova científica de que
a dor é conectada diretamente à alegria:
quando a dor está presente, então a alegria
necessariamente se esconderia.

Isso nos acende uma luz. Se a dor não diminui de pronto,
então aumente os meios que facilitem surgir alegria.

Difícil? Pode ser, se for muito pessimista.
Mas eu garanto: se não fosse assim possível,
alguém que passou por uma sequela definitiva
corporal jamais poderia voltar a ser feliz. Mas pode
e deve buscar a alegria em outros cantos da vida.

Busque-a. Você sabe onde a alegria
se encontra em você.

O máximo que a dor pode fazer contra
sua alegria é deixá-lo passivo a ponto de
dificultar que você vá atrás dela.

Mas quantas vezes na vida não houve outras situações
que lhe demandaram um pouco mais de esforço?

O suor honra o propósito.

2 | O QUE SE ENTENDE POR DOR?

Com a ciência atual apontando que a dor deve ser pensada de maneira mais ampla do que como uma redução de "se dói há um machucado", é preciso explicar que ainda há profissionais de saúde optando por escolher conceitos anteriores acerca da dor, ditando ainda uma ideia de relação direta entre dor e lesão. Para eles, a dor só podia estar associada a algum "erro" de uso do corpo; ou, quando a lesão ou o erro de execução não estava presente, então sua dor era "psicológica". São ideias mais simplistas acerca da dor e sua construção no corpo, e em ampla parte desatualizada.

Vou dar um exemplo. A própria entidade que define diretrizes para o tratamento da dor e reúne especialistas do mundo, a Associação Internacional para Estudo da Dor (IASP, na sigla em inglês) atualizou o conceito oficial de dor, em vista das mudanças acerca do que se entende por tal. Essa atualização ocorreu em 2020, suplantando a definição anterior, do fim dos anos 1970.[1]

Percebe como passaram-se décadas em que até mesmo a entidade oficial mantinha informação desatualizada, enquanto as pesquisas científicas já apontavam mudanças significativas no entendimento da dor? A entidade serve de orientação aos clínicos que não estão diretamente conectados ao mundo científico. Assim, demora um pouco mais de tempo para que as informações mais atuais cheguem até os que estão na linha de frente do enfrentamento das dores que precisam de auxílio profissional.

Eu vou lhe apresentar aqui algumas mudanças nessa definição de dor, para que você mesmo entenda o quanto foram relevantes e precisam ser cada vez mais difundidas, a fim de que a população entenda o que de fato acontece quando uma dor se apresenta.[2] Quero poder deixar os termos técnicos fáceis de serem entendidos por você, de maneira que colocarei a interpretação desses termos e, veja só, você vai se surpreender. Quero que isto o deixe encorajado e otimista quando uma dor surgir, ao contrário de amedrontado:

> A dor é uma experiência desagradável que envolve tanto a parte de sensações e sensores do corpo espalhados pelos tecidos vivos, que captam o que está acontecendo nestes, quanto os fatores emocionais. Tudo isso quando na presença de um machucado, de uma situação em que o tecido quase se machucou/lesionou, ou, ainda, essa experiência desagradável pode acontecer até mesmo **sem** que haja ferimento (há toda a percepção de uma dor real, mas sem um machucado ocorrer).

Guarde bem em sua mente a frase acima. Ela diz coisas importantes nas entrelinhas. E a partir dela vou destacar três reflexões para que você fique feliz e entusiasmado, não se abalando "de primeira" com qualquer dor, a partir do momento em que passa a entender sobre ela:

Primeira reflexão: a experiência dolorosa pode não ter um machucado envolvido

Nem sempre há um machucado, uma lesão em algum lugar do corpo, para justificar a dor que se sente.

Nossa, mas eu achava que precisava ter!, você pode pensar.

Eu entendo seu espanto caso isso tenha passado por sua cabeça. E já falamos um pouco sobre o assunto. Esse é um dos equívocos de comunicação que os profissionais de saúde podem ter com você: tentar caçar a todo custo uma lesão no corpo que justifique sua dor, quando atualmente já temos a clareza científica de que não há necessidade de tecidos corporais depreciados para que surja o estímulo da dor.

Faça um teste: levante um dos dedos de uma das mãos e com a outra mão vá lentamente empurrando esse dedo esticado para trás, "torcendo-o" pouco a pouco. Vai chegar um momento, **antes** de aparecer um machucado, que vai começar a doer. E quando você para de empurrar o dedo para trás a dor começa a ceder. Teve lesão? Não. Mas teve dor. Então, a dor pode irromper como resposta a uma ameaça percebida. E como ameaças podem ser vagas, essa dor é capaz de surgir de maneira desorientada, sem a real necessidade de que ocorra naquela intensidade, e produzindo aquele tanto de sofrimento.

Como disse antes, ainda há profissionais que colocam a busca insana de algum "probleminha" fora do padrão naquele tecido do corpo para cravar: aqui está a causa de sua dor! A culpa recai até sobre pobres tecidos que sequer têm força para representar toda a dor que você sente, ou mesmo em alterações apontadas por modernos exames de imagem que não passam de achados aleatórios, que já estavam ali. Mas, como muitos profissionais ainda estão pautando suas observações nos conceitos anteriores sobre dor, acabam inundando os pacientes com informações defasadas, que produzem medo e impacto negativo no trato com o corpo.

Opa, espere aí, Rogério... aqui no exame apareceu hérnia! Então tem lesão, sim!

Não! Entenda, eu irei afirmar a você: não há lesão. O simples fato de ter hérnia não significa ter lesão. Para haver uma "lesão", é preciso ter perda da função que aquele local, foco da discussão, foi desenvolvido para fazer. Você não apresenta sinais clínicos de que a dor está irradiando por toda a perna ao longo do trajeto do nervo que estaria sendo comprimido pela hérnia? Não há perda progressiva da força, da sensibilidade? Então essa hérnia não é uma lesão, e sim apenas um ajuste do corpo. Simples assim.

Nem toda hérnia discal na coluna é grave. A maioria não é. Muitas dores na coluna não acompanham sinais e sintomas específicos de acometimento dos nervos que justifiquem que a hérnia possa estar agindo nesses nervos. Nossa rede de "cabos" nervosos, que interligam todo o corpo com o cérebro, enviando e recebendo informações, podem ter algum tipo de dificuldade em um ponto, fazendo as sensações do corpo no local em questão e o movimento ficarem comprometidos. Mas até nesses casos existe solução possível e **sempre** há muita chance de a dor ser maior do que realmente acontece. E podemos controlar a dor apesar de qualquer comprometimento que o corpo possa ter. Muitos têm essas pequenas modificações no tamanho de um canal por onde o nervo passa, ou uma estrutura fica maior que o comum por algum motivo. Faz parte de nossa vida, porém, a maioria das pessoas, não sentem dor e não têm nada grave que possa comprometer a vida. A minoria das dores de coluna é de causa mais séria. Entre 90 e 95% das dores lombares, comuns na clínica, são consideradas "inespecíficas", ou seja, não é encontrada nos exames alguma lesão corporal que as justifiquem.[3] A minoria, então, é de casos mais sérios, relacionados a lesões no corpo. E até esses têm solução.[4]

Não importa o que aconteça com o corpo, há como controlar o sofrimento que se percebe e esse controle nos dá chance de apontarmos nosso esforço para um caminho de melhora do quadro. Assim, imagine casos que não são graves aos exames do corpo, mas a dor é incapacitante. Se médicos e fisioterapeutas já vasculharam e nada de grave encontraram para aquela intensidade de dor, então precisamos encontrar meios de enfrentar essa desorientação dolorosa para que, com a repetição do uso do corpo, possamos minimizar o desconforto. Isso é sim possível.

Para isso acontecer, no entanto, você deve ser orientado a entender, de maneira definitiva, que nem tudo o que parece "diferente" de antes ou do dito "normal" para aquela estrutura corporal é considerado algo grave. Há quem poderá dizer que o que aparece no exame é sim a "causa" da dor que você sente. Não vamos entrar no mérito de acertos ou erros. Estou aqui para explicar a você o todo, o que está por trás de tudo. Por vezes o profissional vai dizer a você apenas uma parcela do que acontece, como: "Sim, há uma alteração no exame de imagem". No entanto, sua reflexão deve ser sua indagação interna: *Mas essa alteração participa da construção de minha dor?*

Como vimos: **nunca** uma dor será apenas física. Haverá sempre, para uma dor acontecer, informações trazidas do físico, do psicológico e do social, que serão organizadas por seu cérebro para que ele responda enviando dor àquele local. E, como são muitos fatores envolvidos nessas três esferas, ele, o cérebro, pode se equivocar com tanta informação e exagerar na resposta, achando que seu corpo está em perigo a ponto de merecer receber um alerta doloroso. Sobre o cérebro falaremos em breve, e destrincharemos também a respeito dessa tríade de estímulos que, juntos, constroem a resposta dolorosa: o físico, o psicológico e o social de cada um de nós.

Então por que, quando aparece a hérnia no exame de imagem, a maioria dos profissionais ainda lhe imputa a causa da dor, ou pelo menos a coloca "no balaio" das explicações sobre o que você tem?

Porque a informação que ele utiliza como base está defasada. Ele estudou, mas a atualização dos conceitos sobre a dor ainda não chegou até ele. E é assim mesmo. A informação leva um tempo para alcançar todos. Não há erro nem acerto, como dito. Por isso eu estou aqui; para difundir ao máximo a informação atualizada sobre como as dores surgem e o que elas realmente são segundo os olhos da ciência mais atual.

Olha só que curioso: um excelente e esclarecedor estudo científico publicado por brasileiros em 2022 confirma com todo o rigor técnico o que infelizmente assistíamos por aí devido a falta de conhecimento sobre a reflexão da dor lombar indo além de lesões e avarias físicas. O estudo observou sites oficiais brasileiros patrocinados por órgãos governamentais, de conselhos profissionais e associações de medicina e fisioterapia, demonstraram baixos padrões de credibilidade nas informações sobre dores na coluna lombar, aquela região mais baixa da coluna vertebral. Embora algumas das informações tenham sido parcialmente apoiadas pela literatura científica atual, informações imprecisas sobre lombalgia/dor lombar também foram fornecidas com frequência nesses sites. A esmagadora maioria de quem confecciona este conteúdo, porém, não tem má-fé. É puro desconhecimento e desconexão com a realidade científica atual sobre o tema. E o que eles publicam em sites, replicam em redes sociais.

Há um mundo de informações que ainda precisa se atualizar sobre a dor, e isso vai ajudá-lo a sentir menos desespero com aquelas que surgirem em você, desde que tenha a real informação que o ajudará no enfrentamento do desafio da dor.[5]

Até mesmo quando a informação é verídica e atualizada, há profissionais que irão se comunicar de maneira violenta com os pacientes. Não, não é preciso rispidez ou falta de educação para que uma comunicação seja violenta. Basta esta surtir um efeito completamente contrário ao que se esperava com a informação: ao invés de trazer luz aos fatos e, assim, até causar certo alívio por empoderar a pessoa com uma informação correta, cria-se na verdade um efeito ainda maior e mais devastador de aflição no indivíduo que busca por ajuda.

Por exemplo, quando a tal hérnia discal realmente está participando da construção daquela experiência dolorosa, o profissional de saúde, para explicar o que acontece, usa termos e expressões temerárias como "esmagamento do seu nervo", ou, quando aparece a popular artrose nos ossos da coluna, a explicação vai na direção de que "ocorre uma degeneração dos seus ossos".

Esses são, sim, termos que explicam o que ocorre. Mas ao ouvido do leigo, assustam. Portanto, ainda é preciso que melhoremos essa comunicação com códigos de linguagem que contemplem o conforto e o acolhimento ao passar a mensagem, e não amplifiquem a aflição.

Olhe que interessante: quando entregamos uma comunicação menos violenta, mais direta, a ciência nos mostra que você responde melhor às condutas para melhorar seus sintomas dolorosos. Uma pesquisa liderada por pesquisadores da Universidade de Sydney[6] verificou que, quando os profissionais que tratam pessoas com dor lombar retiraram da comunicação termos que envolvem doenças e que transmitem a impressão de ser algo mais sério – ou a sensação de que há sempre lesões, usando termos como artrite, degeneração e protrusão discal –, substituindo-os por termos como "dor lombar inespecífica" ou "episódio de dor lombar", os pacientes tiveram diminuição da gravidade percebida, melhora de suas expectativas com o tratamento, menor necessidade de exames de imagem para dar diagnóstico e menor necessidade de cirurgias no tratamento.

Ou seja, problemas semelhantes tiveram fins melhores apenas pelo cuidado com a comunicação, levando ao paciente um acolhimento para lhe dizer o que tem, a informação real que na maioria dos casos não aponta gravidade. Assim, dando o que você precisa para ajudar seu corpo a enfrentar a dor nos dias seguintes: dando a você o controle, apesar da dor, pois foi lhe oferecida uma informação real e acolhedora.

Segunda reflexão: A dor é uma experiência, assim, tem envolvimento cerebral e não surge no local que dói

Vimos que a dor é uma experiência percebida pelos sensores esparramados em seu corpo, que percebem pequenas alterações de calor e frio, de mudança nos tecidos vivos, de pressão... e tais sensores são calibrados por nosso uso corporal em atividades ao longo da vida. Esses sensores têm um limite de tolerância ao frio, ao calor e à pressão em cima deles para que de fato uma dor possa surgir, dando um alerta para lhe proteger. Mas tais sensores podem ficar mais sensíveis, ou menos, a estímulos externos. Já viram aqueles profissionais eletricistas que nem desligam o chuveiro para mexer na resistência elétrica? Aqueles choques, que não são fortes a ponto de queimar os tecidos, já alteraram a sensibilidade do local daquelas mãos, que conseguem tolerar um pouco mais.

Você já deve ter percebido este fato: uma parte do seu corpo ficando mais sensível a estímulos externos, ou menos sensível, e mais tolerante a estímulos externos.

Então: sensores recebem uma informação como a de calor, e esta informação é recebida no corpo e "sobe" imediatamente ao cérebro, passando pelos grandes nervos, pela medula espinhal, e se encaminhando até o centro de entendimento final daquela informação, o cérebro. Ao chegar nele, o estímulo será, como eu disse, entendido. Vamos trocar a expressão "o estímulo será entendido pelo cérebro" por outra ainda mais correta: esse estímulo, que subiu do corpo para o cérebro, estimulado pelo calor que recebeu lá naquela região, será **processado**.

Sabe aqueles aparelhos domésticos chamados de processadores? Eles se chamam assim porque neles você consegue juntar e picar vários alimentos juntos. Um alimento processado é aquele ao qual foi adicionado outras substâncias para chegar a um alimento final.

Agora, consciente de que o estímulo que seu corpo teve vai ser processado pelo cérebro, você passa a entender que esse estímulo, seja térmico, químico ou de pressão, percebido em alguma parte do corpo, percorrerá os nervos e, ao chegar no cérebro para ser processado se associará a outros fatores envolvidos naquele contexto. Quais? Informações psicológicas e sociais.

As psicológicas ajudarão a entender o que você percebe que está acontecendo, como o estado de humor naquele momento e emoções que emergirão a partir dali. Isso tudo são questões coordenadas pela nossa parte psicológica e, por isso, fazem parte da construção da resposta que "descerá" àquele local em que o estímulo ocorreu. O cérebro vai buscar em seus arquivos algo que tenha acontecido semelhante àquilo, e se o resultado foi positivo ou negativo. Por exemplo, pode ser que esse calor na pele seja de uma sauna em que você está, e seu cérebro, ao receber a informação do calor vinda do corpo, quase que na velocidade da luz já busca em seus arquivos aprendidos e guardados o que significa aquilo para você. Se foi algo prazeroso, o cérebro já se prepara para enviar ao seu corpo uma resposta de prazer; se foi algo desagradável, ele se prepara para enviar o quê? Dor.

Ainda com rapidez junto ao estímulo recebido e aos fatores psicológicos, o cérebro vai unir informações sociais. O que seriam informações sociais? Estão relacionadas com a sua vida. Seu estilo de vida, hábitos bons ou ruins daquele momento, se está mais estressado do que de costume, se está bem e preparado para o que a vida coloca em sua frente para que use o corpo, ou seja, informações sobre suas interações, como as faz.

De posse das informações colhidas do físico (o estímulo e como o corpo está), do psicológico (aprendizados, comportamentos, convicções sobre o que pensa a respeito do que está ao seu redor) e do social (as interações e demandas da rotina), esse mix será o veredito para que o cérebro responda com dor ou prazer, ou com nada. Junto dessa resposta surge uma emoção: felicidade, tristeza, medo... e isso amplifica a resposta que vai ser dada. A emoção não cria a dor. A dor sempre é biológica (física), psicológica e social **juntas**; em graus variáveis, mas sempre com esses três fatores envolvidos. Porém, a emoção do momento amplifica a resposta, deixando-a desproporcional para o bem ou para o mal.

Essa reflexão também lhe mostra que não existirão diferenças entre dores emocionais e não emocionais. Sabe por quê? Pois **todas** as dores têm um componente emocional. Sempre serão uma experiência sensitiva e emocional desagradável, e o tamanho dessa emoção será construída por esse conjunto de fatores físicos, psicológicos e sociais.

Assim, vamos continuar no exemplo da sauna: você entrou, recebeu aquele calor no corpo, que é dentro de uma intensidade não letal, e esse estímulo foi conduzido pelos nervos até chegar ao cérebro. Nele, houve a associação com seus arquivos prévios relacionados a esse fato, e você já frequentou uma sauna e não gostou, não lhe fez bem. Além disso, você está dormindo mal e com muitos problemas em seu emprego. Ou seja, há fatores psicossociais que estão hostis naquele momento, então, mesmo que o calor não seja tanto, seu corpo pode responder com dor àquela situação. Ou, caso suas experiências anteriores com sauna tenham sido boas e sua rotina de vida está equilibrada, há chances de você responder bem àquele estímulo.

Pergunto a você agora: ainda acha que dor é somente o que acontece no físico?

Aqui você precisa começar a entender que não.

Terceira reflexão: não existe dor psicológica

Como refletimos anteriormente, a dor percebida sempre será fruto da interação de biológico (estado do corpo), psicológico e social. Nunca de apenas um desses fatores. Um deles pode se destacar mais que os outros, mas nunca há somente um.

Uma lesão real no corpo, como câncer em algum órgão, é uma lesão real, mas os fatores psicossociais também contribuirão para o tamanho da dor e do sofrimento percebido pelo indivíduo. Por isso digo: se assimilarmos essa ideia de que dor vai além de corpos machucados, passaremos a entender quais outros fatores podemos controlar e melhorar para que consigamos perceber menos dor e sofrimento.

Por isso, se alguém disser que sua dor é psicológica, está equivocado. Ele(a) tem boa intenção e quer dizer a você que "a sua dor tem um componente psicológico que pode estar contribuindo mais do que outros", mas nunca será somente esse o fator.

E compreender isso é libertador, pois, se temos uma desorientação psicológica que amplifica o tamanho do desconforto percebido, vamos analisar os fatores físicos e sociais que podemos melhorar para que se perceba menos dor. E isto vale para o entendimento da

O que se entende por dor? | 45

dor que está desorientada também por alguma desordem física ou por interações sociais hostis.

Um desses fatores está ruim. Ataquemos ele para melhorar, mas também ataquemos os outros dois.

Esqueça aquelas imagens que já lhes mostraram de colunas vertebrais com aspecto todo ruim, inflamado. Isso é violento e rude para com um corpo que pode até ter suas diferenças de outrora, contudo, poxa, ele está em uso e é uma máquina sensacional! O tempo todo tenta fazer o serviço direito e falha algumas vezes, mas na maioria delas a falha é pequena. Veja só, já parou para pensar que se em média seu coração bate setenta vezes por minuto, ao longo de uma semana ele bate 705.600 vezes? Isso em um único mês dá quase 3 **milhões** de vezes! Sua coluna se dobra e roda e estica várias e várias vezes ao dia, sua pele já não é a mesma de anos antes, mas ela cumpre o papel dela de protegê-lo de agentes externos ao corpo na esmagadora maioria do tempo.

Você acha que uma máquina assim evoluída seria tão frágil a ponto de que pequenas avarias a tirasse tanto de seu prumo? Ou que quando há uma lesão você não tenha outras armas para tentar minimizar o problema em um corpo que fique mais hábil, forte, flexível, menos sensível à dor e com comportamentos físicos e emoções mais equilibradas, treinando como usar essa estrutura corporal? Vimos ao longo deste capítulo que há sim muitos fatores que podemos melhorar para equilibrar você e sua relação de interação com as rotinas da vida.

Abre-se um leque de possibilidades para fazer do sofrimento algo treinável.

É preciso entender minimamente se há uma causa estrutural para sua dor e que, caso se movimente, isso irá aumentar o dano.

Não há avaria nos tecidos que vá piorar? Você mesmo pode se empoderar de entendimento da situação.

Pronto. Tudo está favorável para usar o corpo.

Mas o medo segura. A dor segura! A dor existe!

Mas o medo controlado pode esfriar a dor. E, para esfriar o medo, nada melhor do que saber o que se passa.

Sabendo a realidade do que você tem, o medo diminui, a coragem de enfrentar vem e você se torna maior que a dor.

Encare a informação verdadeira. Aceite-a, e estará pronto pra retomar o controle do corpo.

3 | ENSAIOS SOBRE A DOR

Sua angústia, ao conviver com a dor que surgiu e que não se tem ideia do porquê apareceu ou que persiste sem remissão, além dos anseios dos profissionais de saúde que estão iniciando o entendimento de como ajudar essas pessoas com dor, também sempre foi a minha angústia e meu anseio: ajudar você, que convive com um desprazer, a entender melhor o que há e auxiliar meus colegas da saúde a lhe ajudar no dia a dia.

Ao final desta obra quero lhes apresentar uma crônica a respeito de alguns dias de meu próprio caos para, por fim, apresentar-lhes um pouco de como passei a me afligir frente ao sofrimento do outro vendo meu próprio sofrimento. Por isso, quero já deixar aqui alguns pontos sempre debatidos com pacientes com dor e profissionais que cuidam destas pessoas, que me procuram para juntos refletirmos em como sair do caos da dor.

Cada ponto debatido está relacionado a uma dúvida ou inquietação destes que, ao confrontarem sua própria crença do que achava que era a dor e a maneira desatualizada de enfrentá-la – excessivamente passiva nas dores aos movimentos e sustentação do corpo – foram colocados frente a frente com a nova realidade do pensamento clínico acerca do tema. Pegando a ciência e traduzindo-a em uma linguagem acessível, um mundo se abre para o enfrentamento, e aqui mostro a vocês meus próprios códigos de linguagem, que utilizo para internalizar nas pessoas a proposta atual do que envolve dor e seu tratamento relacionado aos movimentos e ao uso do físico. Talvez uma dessas reflexões seja a chave para sua mudança de pensamento, e que enfim faça sentido o que você passa no momento, o que já passou ou o que você aborda todos os dias em sua clínica, onde exerce lindamente sua profissão de saúde.

Rogério, movimentar o corpo dói. Como posso tratar a dor me movimentando se é nesse momento que dói?

A dor surgiu frente a uma associação de estímulos que perturbou seu corpo. Quais estímulos? Físico (possível lesão ou uma região do corpo que não estava apta para aquela interação), psicológico (seu "momento", pensamentos sobre o que seria aquilo, emoções latentes, memórias de traumas anteriores) e social (a interação do corpo com o meio onde vive, como o utiliza, e os estresses da rotina). Tais estímulos recebidos pelo cérebro, somados, foram entendidos como uma ameaça ao corpo, causando com o passar do tempo uma adaptação, podemos dizer que "mal feita", para tentar dar-lhe uma resposta de que havia algum problema naquela ação corporal. Essa perturbação talvez tenha continuado se nada foi alterado nesses estímulos (quando os estímulos envolvidos são minimizados naturalmente, a dor deixa de nos dar trabalho e é o que acontece na maioria das vezes). Mas dessa vez pouco pode ter mudado e a perturbação se perpetuou, e a resposta dolorosa frente a ela também, orientando então uma segunda ação cerebral: a primeira foi a dor como alerta e a segunda, mantê-la como um hábito. Um hábito ruim, caso nada haja de grave no corpo. E o que será preciso para alterar tal hábito ruim? Uma nova perturbação, porém bem orientada pelo seu próprio conhecimento sobre o assunto ou com ajuda de um profissional de saúde. É preciso perturbar os tecidos do corpo pra que eles se adaptem.

Essa nova perturbação no seu corpo para tentar reprogramar um hábito que está ruim é a tentativa de mandar uma mensagem ao seu cérebro para que ele se adapte e perceba que "não precisa mais mandar um alerta doloroso de maneira habitual pois está tudo bem ali embaixo dele, no restante do corpo". E como perturbar? Fazendo de maneira controlada algo que, agora, para o cérebro, não seria feito de maneira inócua: o movimento daquele local que dói. O corpo vai achar que precisa melhorar algo nele se eu não der o recado? Não. Por isso é necessário um nível de desconforto, estafa suportável para garantirmos que essa perturbação ocorreu e, assim, possamos ir controlando a crescente adaptação. À medida que repetimos e repetimos, a exposição e o desconforto cedem, e este é um sinal de que podemos perturbar um pouquinho a mais, e assim sucessivamente, tentando agora criar novos hábitos de uso do corpo e registrando-os no cérebro com menos desconforto ou, no mínimo, melhor enfrentamento. Exposição ao movimento é isso: o corpo vai se adaptando para aceitar uma quantia de movimento atrelado à dor, e é preciso perturbar esse status com exposição pouco a pouco (um pouco além que o habitual, suportável, mas além). Com isso, a repetição cria uma perturbação que é o sinal para essas estruturas se adaptarem para receber aquela carga de rotina. Dessa maneira temos chance de a dor, que antes era um sinal da ameaça, vindo lá do cérebro para aqueles tecidos, possa não ser mais uma ameaça, pela maior tolerância dos tecidos, e o sinal doloroso diminua (também adaptado).

Rogério, eu tenho dor ao ficar parada, em pé. Faço exames e nada aparece. Não sei o que tenho.

Eu quero que você enxergue de uma vez por todas que no corpo humano nada está totalmente parado. Somos seres cujos tecidos vivos que nos formam tentam se equilibrar o tempo todo, no que podemos chamar de equilíbrio dinâmico. Pense só: para manter seu corpo em pé, o esqueleto é a base, conectando seus ossos por meio de outras estruturas, como os ligamentos, que permitem movimentar as partes – movimento esse tracionado por músculos e seus tendões, que os conectam aos ossos. Para ficarmos em pé, nossos músculos se contraem em algum lugar e se alongam sob tensão em outro lugar a fim de o tempo todo nos deixar na posição que queremos e precisamos. Olhando por esse prisma, nós estamos completamente parados? Não. Esses músculos em ação, para mantê-los ativos ali continuamente, é preciso que trabalhem muito, gastem calorias. Eles estão treinados pelo hábito de sua rotina a fazer algo a que você os expôs e assim orientou-os sobre o quanto de energia que estão preparados a gastar para aquilo que você mais faz no dia.

Por algum motivo, que pode ser rastreado clinicamente, seu corpo está tendo mais trabalho que o normal ao tentar sustentar as posturas de sempre. Ele não vem dando conta. Com posturas longas, o corpo vai fadigando suas partes e a tendência é ele se posicionar de modo a buscar o uso das musculaturas que ainda possuem "calorias pra gastar" (buscar a eficiência de outros locais próximos para tentar manter a capacidade gestual o mais próxima do objetivo, seja lhe manter de pé, sentado etc). Mas, veja só o ciclo vicioso: se seu corpo ficar próximo dos limites energéticos que ele tolera produzir para executar uma ação, seja de sustentação do corpo para aquele equilíbrio dinâmico ou para mexer uma parte dele, então um sofrimento pode emergir... a dor. É uma postura que você sempre faz e que agora lhe causa dor? Então precisamos entender se o contexto ao seu redor não está muito hostil, a ponto de utilizar a energia que estava habituada a ir para a postura. Veremos sobre isso na reflexão seguinte.

Doutor, minha vida tem sido muito estressante. Muitos problemas a resolver no trabalho, meu filho nasceu e mudou minha rotina. É um "bom estresse", já que foi um filho muito esperado, mas não deixa de ser estressante. Agora me surgiram dores na região do glúteo ao fazer minha caminhada, que faço há anos como atividade física. Um exame de imagem apresentou protusão discal, segundo o médico, sem sinais de que haja pinçamento do nervo.

Aqui temos um ponto importante para discutirmos, que pode ajudar muitas pessoas a entender sobre aquilo que chamavam equivocadamente de "dor psicológica". Estresses mentais, sejam esses negativos, como conflitos no trabalho, ou positivos, como trabalhar muito porque se ama o que faz, podem produzir um aumento da tensão física no corpo.

Veja só: a racionalidade em alto nível é nosso diferencial entre os outros animais, porém, quando estamos com muitas proposições mentais a resolver, ou que sejam muito impactantes e fujam do nosso hábito mental, isso faz nosso cérebro buscar alternativas para resolver o problema, deixando-nos prontos para resolver problemas com o uso de estratégias mais primitivas que o raciocínio. Quais? Estratégias de luta e fuga. Esses "excessos mentais" podem criar uma tensão maior nos tecidos do corpo, que vai utilizar em algo diferente uma energia que habitualmente seria destinada a outras tarefas do dia. Por isso, quando essa pessoa, após um dia com mais estresse, vai fazer sua rotina física, ir ao mercado carregar sacolas ou praticar seu esporte, pode sentir alguma dor.

Isso não significa, porém, que haja uma lesão diretamente envolvida, apenas que parte da reserva energética que seria usada para aquela tarefa já foi queimada tensionando o corpo sob estresse mental, diluída em mais uma tarefa não programada advinda daquele momento de estresse.

Dou sempre o exemplo de duas pessoas discutindo ainda somente no debate de ideias até que, de repente, uma empurra a outra. O que se percebe é que a racionalidade chegou em seu limite e estratégias mais primitivas foram utilizadas. Estas estratégias já tinham mantido o corpo preparado ao longo da discussão, utilizando a energia que seria destinada a outras ações de nossa rotina.

Doutor, meu pai tem 76 anos e diz que tem dor nas costas há décadas, mas foi e continua sempre ativo. Aquilo não o impede. E ele odeia ir ao serviço de saúde! Já eu, tenho uma dor lombar tão incapacitante que mexe até com meu humor.

O pai vem de uma geração em que não tínhamos tantos exames diagnósticos (que às vezes diagnosticam o que nem é problema de fato) tão sofisticados e detalhistas. Por isso, ele aprendeu a lidar com a dor que não dá sinais além do incômodo local. Percebe como é uma questão cultural e de convicções formuladas ao longo do tempo? Esse pai aprendeu a entender a dor não como uma ideia de insegurança, mas de que o enfrentamento deve ser a premissa. E o fato de ele ser avesso a pessoas de jaleco fez com que mantivesse essa convicção irretocável, sem informações que pudessem deixá-lo pessimista e aflito. As gerações posteriores, por sua vez, cresceram com uma tendência de cada vez mais serem submetidas a exames de imagem, a procurarem serviços de saúde ao menor sinal de descompasso físico, e, assim e por isso, foram recebidas ao longo do tempo com informações catastróficas, de presença de alterações no corpo que estariam ali quietinhas se não fosse o exame de imagem para localizá-las. Algumas dessas alterações precisam, sim, de abordagem profissional para tentar resolvê-las, mas são a minoria. Além disso, ainda são rastreadas primeiro pelo exame clínico profissional de qualidade, que é o que dita se há a necessidade de prosseguir a um exame de imagem. Nas últimas décadas, essa ordem foi invertida: chega o paciente e é praxe solicitar exames, sem que haja um cuidado de selecionar os pacientes que realmente necessitam de um exame radiológico para entender o que se passa. E o que aparece na imagem pode nos enviesar a pensar que o problema venha daquilo.

Há uma **"pandemia" de solicitação de exames de imagem**, chamada *anti-aging*. Especialidades de todas as áreas da saúde, muitas vezes ainda nem regulamentadas por seus conselhos de classe, cuja necessidade de existir é incerta do ponto de vista do embasamento científico de qualidade. Temos assistido, por exemplo, várias promessas do chamado *anti-aging*, ou antienvelhecimento; totalmente sem regulamentação, essas promessas se aproveitam da debilidade de fiscalização e brada juras de retardo do envelhecimento, solicitando exames clínicos para avaliar vitaminas quando em boa parte desses casos não há necessidade de suplementação além da alimentar usual, cujo bom nutricionista ou nutrólogo já poderia ajudar, e muito, a entender e equilibrar. Contudo, a busca insana passa não só pela demanda do mercado consumidor de saúde como também da necessidade de dar vazão a profissionais aos montes que, desorientados por uma formação rasa e baixo letramento científico, veem-se na encruzilhada sobre o que oferecer à população.

Este é só mais um exemplo da cultura atual, que afeta as pessoas que sentem dor com um excesso de exames e baixo letramento científico acerca da moderna ciência da dor.

Rogério, se o que aparece no exame de imagem boa parte das vezes não tem relação direta com a dor e é o exame clínico que vai definir se há relação ou não, então por que aquela alteração na minha coluna está lá presente no exame de ressonância magnética?

Se você tem entre 30 e 40 anos, não sente dor e fizer um exame de imagem, você nunca terá um daqueles relatórios dos achados radiológicos dizendo que exatamente tudo está normal. Sabe o relatório que vem anexado junto ao exame de imagem, descrevendo o que apareceu nele? Nesse relatório, a chance de estar escrito "nenhuma anormalidade" é mínima. Agora, se você estiver com dor e fizer um exame desses, há uma chance boa de alguém dizer que sua dor é causada pelo o que ali está.

A vida, o uso do corpo e a genética fazem surgir avarias estruturais (que só são avarias se vistas isoladamente). Porém, somos sistemas biológicos com uma rede de tecidos e funções conectada para que, caso algo precise ser adaptado ou fique mais fragilizado, os demais tecidos envolvidos naquela função específica passem também a se adaptar e a contribuir para a manutenção do que é hábito.

Sabia que a imagem não permite ver a "pressão" exercida no tecido? Parece uma pergunta idiota, não é? Mas a gente não para e pensa que, por exemplo, se aparecer no exame de imagem um toque de uma hérnia discal em um tecido nervoso, nós **não temos como saber o tamanho** daquela pressão exercida! Estamos ali vendo "pixels", mas não estamos graduando a pressão exercida.

Faça um exercício: primeiro, toque de leve em sua perna com o polegar da mão; depois, aperte um pouco mais. A imagem será praticamente a mesma se você bater uma foto, mas pressões diferentes estarão sendo exercidas no local, o que, trazendo de volta para o raciocínio da imagem radiológica, pode ser a diferença entre a hérnia contribuir ou não para a dor.

Então, o que vai dizer se aquilo na imagem repercute como parte da construção da dor? **A clínica do paciente!** O exame profissional. Se aparece imagem de uma possível avaria estrutural, mas **sem clínica** que seja compatível com um problema nervoso, então **a imagem é inócua!**

Sempre, na dor crônica, é uma questão de: **clínica** + **imagem**. E nunca: **imagem** + **clínica**.

A imagem atrapalha a construção do raciocínio clínico, que fica "viciado" pelo o que apareceu. Isso nos mostra, então, que nós profissionais de saúde podemos entregar a você parte da informação de como a dor é construída, para que entenda mais sobre seu corpo e nos procure em casos que fogem do habitual daquele problema em questão.

Pense nisso.

Padre Antônio Vieira (1608-1697) em seu "Sermão de Santo Antônio", no qual ele critica colonos portugueses que se aproveitam da condição dos índios para escravizá-los, diz: "a dor é tão ordinária que já pelo costume quase se não sente"...

Que é o que deveria acontecer. Um hábito, ordinário, sendo entendido pelo cérebro como não mais um risco, e por isso sendo minimizado, diminuído, não atrapalhando a rotina. Mas algumas dores podem se descarrilhar desse trilho padrão e trazer o caos. No entanto, com o conhecimento correto, entendemos que há solução.

4 | FATOS SOBRE A DOR

A DOR COMO SISTEMA DE ALERTA – E O CONTROLE DESSE SISTEMA

Sendo direto: é preciso quebrar urgentemente certos paradigmas. Você não pode prosseguir nesta leitura sem que o que vou lhe falar aqui seja memorizado e repetido como mantras traduzidos da ciência para seu entendimento.[1] E por isso vou ser direto nos fatos.

Nosso corpo tem um sistema indispensável de alertas para detectar lesões e ameaças ao corpo, mas nós precisamos calibrá-lo. Muitas coisas podem desfavorecer esse sistema de alertas: nossas vivências, as informações que aprendemos sobre o corpo, o status atual do nosso físico, o contexto de nossas interações corpo-ambiente...

O alerta é fundamental, porém, é imprescindível ajustá-lo para que realmente alerte apenas ameaças reais ao corpo. É isso que o tratamento moderno da dor tem a lhe oferecer.

Antes do alívio, o controle.

Eu gosto muito de uma analogia que compara o surgimento da dor a uma central de alarmes para residência: pensem no cérebro como essa central de alarmes, a qual recebe os sinais de sensores que estão espalhados pelas janelas e portas de toda a casa, que nesse contexto seriam as partes do corpo e seus sensores de calor e frio, de pressão e outras sensibilidades. Esses sensores detectam se uma janela ou porta se abrir, e essa informação será enviada à central, que entenderá o que acontece e emitirá um alerta, um alarme. Notem que esse alarme foi construído para evitar que invasores não convidados adentrem a residência por uma das entradas monitoradas, todavia, não é só aos possíveis invasores que esses sensores estarão sujeitos. Chuvas fortes, ventanias e depreciação das estruturas de portas e janelas podem facilitar a possibilidade de um alerta de invasão ser falho. Em um dia de ventania muito forte, por exemplo, uma das janelas pode chacoalhar demais, fazendo que o sensor se mova e um estímulo seja direcionado à central que, ao percebê-lo, responde acionando um alarme. Houve invasão nessa residência? Não. Mas uma perturbação ocorreu, o que fez o estímulo ser respondido como possível ameaça. Entendendo o contexto, porém, percebe-se que o alerta foi equivocado e que ajustar a estrutura envolta nessa rede de alertas é necessário para diminuir a chance de alertas falhos. É importante ter alertas, só que nem todos são situações de perigo.

É isso que pode estar acontecendo com você e ao longo da vida; a maioria dos alertas são "excesso de zelo", e seu entendimento sobre isso, mesmo sendo básico, é fundamental.

UMA RESPOSTA DE PROTEÇÃO

Toda dor, 100% das vezes, é 100% é real. Sem exceções. Mas essa dor pode estar amplificada para além do que realmente está acontecendo naquele local que dói.

Você já deve ter ouvido falar de pessoas que sofreram lesões graves reais e nem perceberam o que estava acontecendo, talvez devido ao estresse do momento; ou seja, fatores além do físico que alteram a percepção dolorosa. O contrário também é verdadeiro, e aqui é onde se enquadra a maioria daqueles com dores persistentes: pessoas com dor crônica na coluna que experimentam bastante sofrimento e incapacidade física podem apresentar em um exame de imagem o mesmo padrão que pessoas da mesma idade que não possuem dor nessa região. Ou seja: dor não é fruto apenas do que acontece nos tecidos do corpo.

A função da dor não é informar sobre a condição dos tecidos do seu corpo, ela está ali para proteger você de qualquer coisa que seja perigosa. A dor capta sua atenção e o obriga a agir para evitar o perigo. Portanto, a dor é, na verdade, uma resposta protetora, como uma resposta de luta ou fuga, ou imunológica. O que antes eram descritos como nervos de dor, são na realidade sensores que detectam perigo. Eles usam sinais elétricos para enviar informações para o cérebro a respeito de possíveis perigos. Leia-se: possíveis perigos.

Dessa maneira, o cérebro avalia toda a informação que está chegando, junto com o que já está armazenado de experiências e aprendizados prévios, para então decidir se irá produzir uma sensação dolorosa no intuito de proteger os tecidos do corpo. Algumas vezes, as informações vindas dos detectores de perigo não são levadas em conta até que outras informações também sejam recebidas pelo cérebro. Como um corte com uma folha de papel, que pode não ser sentido até a pessoa notar que está sangrando – o cérebro reconhece o sangramento como algo ruim e produz dor.

O objetivo da dor é proteger você. Uma vez entendendo que ela está o protegendo contra um dano que talvez nunca aconteça, você estará apto a sair de sua zona de conforto e fazer a dor ir embora.

Isso é um fato.

A dor depende do contexto em que o corpo está envolvido

A dor é influenciada por fatores biológicos, sociais e psicológicos. Fatores sociais incluem outras pessoas, seu trabalho, além de coisas que você vê ou escuta. Já os fatores psicológicos são divididos entre aspectos cognitivos e afetivos. Os aspectos cognitivos se referem a sua compreensão, suas crenças e como você pensa sobre as coisas. Desse modo, incluem suas ideias sobre as causas de sua dor, se você crê que seu diagnóstico está correto ou não, o nível de confiança no profissional que cuida de você e como você se sente sobre o estado físico de seu corpo agora e no futuro. Os aspectos afetivos são os sentimentos e emoções que acompanham sua lesão ou sua dor, podendo ser depressão, estresse, ansiedade, raiva, frustração ou o fato de sentir-se chateado de maneira geral.

Todos estes fatores e aspectos formam em conjunto o contexto de sua dor. Eles exercem uma poderosa influência em sua experiência dolorosa. Por exemplo, experimentos mostraram que a dor causada por um estímulo quente geralmente é mais intensa quando é acompanhada por uma luz vermelha ao invés de uma azul, pois inconscientemente associamos o vermelho com perigo. Ainda, a dor causada por um laser foi mais intensa quando os participantes foram induzidos a acreditar que a parte da pele que estava sendo estimulada era mais fina que o normal, já que inconscientemente aumentamos a proteção de partes do corpo que acreditamos serem mais vulneráveis.

Essa é uma boa notícia, pois significa que, trabalhando para mudar as situações ou sua resposta a elas, você estará no caminho certo rumo à recuperação.

A dor é seu "protetômetro"

A prioridade do nosso cérebro é a sobrevivência. Nós somos evolutivamente "preparados" para estar em alerta sobre o perigo, e a dor é uma das respostas para nos proteger.

Quando os sensores do corpo especializados em detectar estímulos potencialmente (que podem ser) perigosos, enviam uma mensagem para seu cérebro sinalizando que uma parte do corpo talvez esteja em perigo. O cérebro, então, fará um balanço dessa informação com suas experiências prévias – informações vindas de seus sentidos e de outros sistemas do corpo, e com o que foi aprendido durante sua vida.

Se seu cérebro concluir que existem mais provas concretas de haver Perigo Em Mim (PEM), irá proteger seu corpo produzindo dor, então você agirá para reduzir o perigo. Se existem mais evidências concretas de que há Segurança Em Mim (SEM), não há necessidade de agir. Esse "protetômetro", interno monitora constantemente o equilíbrio entre PEMs e SEMs.

Os PEMs podem estar relacionados a outros sentimentos, como estresse, tristeza e raiva. Também podem estar associados a lugares específicos, pessoas, pensamentos ou atividades – não se esqueça de que pensamentos e sentimentos também são impulsos nervosos. Um dia ruim pode ser resultado de um ou mais PEMs, ao invés de um único movimento ou atividade física.

Identificar cada PEM pode fornecer opções para reeducar o protetômetro. Identificar as SEMs (se estão em memórias felizes de lugares e de passar tempo com certas pessoas, ou em movimentos e atividades como dançar, por exemplo) e incluí-las mais em nosso dia a dia, por sua vez, pode fazer com que tenham um peso maior do que os PEMs.

Alguns PEMs podem se converter em SEM; por exemplo, ter o resultado de um raio-x cuidadosamente explicado para você, ressaltando os pontos positivos, pode torná-lo uma SEM. Algumas SEMs na verdade podem ser também PEMs. Comidas doces ou gordurosas, por exemplo, podem fazê-lo se sentir melhor imediatamente, porém agir como um PEM a médio e longo prazo.

O desafio é identificar os PEMs e transformá-los em SEMs. Você poderia chamar isso de "terapia PEM SEM"! É possível aprender a alterar seu protetômetro em busca de valorizar mais as SEMs, para que, assim, sua dor diminua gradualmente.

Seu sistema de dor pode ser superprotetor

O objetivo da dor é proteger você. Porém, algumas vezes, a proteção se torna exagerada. Isso porque, como todos os sistemas biológicos do corpo, o sistema de dor é capaz de aprender. Portanto, ao viver com dor por muito tempo, seu sistema se tornará mais eficiente em produzir dor e mais protetor naquela área do corpo.

Quando as mensagens de perigo são enviadas pelos detectores dos tecidos, elas viajam pela medula espinhal. Quando isso acontece repetidamente, a medula espinhal aprende a responder melhor e amplifica as mensagens antes de enviá-las ao cérebro. Isso significa que o corpo se torna mais sensível e superprotetor contra alterações ocorrendo no tecido. E acontece especialmente para estímulos mecânicos como movimento, alongamento e pressão, e menos para calor, frio e estímulos químicos. Quando a mensagem chega amplificada ao cérebro, a chance de ele produzir dor é maior. E, com o tempo, o cérebro também aprende a se tornar mais eficiente em produzir dor e amplificá-la.

Quando o cérebro passa a ser mais protetor, o impacto é muito maior, pois ele passa a responder não somente a mensagens de perigo vindas da medula espinhal, mas também a qualquer sinal de perigo, em qualquer região, mesmo em memórias e experiências armazenadas.

O sistema de dor oferece uma barreira de proteção que é grande o suficiente para interromper um evento que lesionaria o tecido, mas pequena o bastante para garantir que a dor não seja disparada de modo desnecessário. Em um sistema normal, a barreira funciona quase 100% das vezes. Desse modo, sentimos dor e frequentemente não nos machucamos.

As únicas situações em que a barreira não funciona é quando o evento acontece muito rápido (como um acidente de carro) ou tão devagar que os detectores de perigo não são ativados (como um câncer que cresce lentamente). A situação fica diferente em uma barreira superprotetora, já que a dor é produzida antes mesmo de o corpo estar em perigo, inclusive ao realizar o que ele precisa para se recuperar.

Sinais de um sistema superprotetor podem incluir uma maior sensibilidade a estímulos mecânicos, como toque, pressão e esgarçamento, do que a coisas quentes ou frias, ou uma dor que se move de um lado do corpo para o outro. Mesmo lesões bem pequenas podem resultar em dor persistente caso o sistema de dor tenha razões suficientes para se tornar mais sensível.

Uma vez tornado superprotetor, qualquer coisa pode alarmá-lo, inclusive o contexto. É possível reduzir o tamanho da barreira de proteção ou a sensibilidade do sistema de dor aumentando lentamente a demanda do sistema; cada passo precisa ser suficiente para causar uma pequena adaptação, mas não o bastante para desencadear uma exacerbação completa da dor. Fazer movimentos ou exercícios que causam alguma dor, mas que não seja extrema, irá ajudar em sua recuperação.

Reiniciar a barreira de dor de seu sistema leva tempo. Ainda assim, mantenha-se firme, pois seu sistema irá se lembrar de cada pequena vitória e, pouco a pouco, você irá progredir.

Reeduque o seu sistema de dor

Da mesma maneira que o sistema de dor aprendeu a ser superprotetor, ele também pode ser reeducado para trabalhar normalmente, graças a um fenômeno chamado bioplasticidade: a capacidade dos tecidos de se modificarem mediante estímulos sistemáticos e consistentes. Ou seja, a bioplasticidade é a habilidade que os tecidos e todos os sistemas de nosso corpo possuem de aprender ou se adaptar em frente às experiências.

Um exemplo disso é como o sistema imunológico pode ser treinado a responder mais rápido a um vírus quando ele já foi enfrentado antes – é assim que funcionam as vacinas. Outro exemplo é como os músculos, incluindo o coração, respondem ao treinamento alterando seu comprimento e sua velocidade de contração, o que lhes permite ficar mais fortes e em forma se você treinar regularmente. A bioplasticidade existe, não importa sua idade. Tudo que é necessário é tempo, persistência, coragem, mente aberta e um pouco de ajuda.

O primeiro passo é entender seu sistema de dor, como ele funciona e como pode se tornar superprotetor. Reconhecer que a dor é afetada por pensamentos, sentimentos, humores, falas e qualquer outro elemento do contexto pode lhe dar confiança para se movimentar mesmo quando dói, empurrando sua barreira de proteção de volta para a direção correta. Um bom guia irá ajudá-lo a entender sua dor e identificar o que a melhora ou piora, e, como conhecedor das ciências da dor, irá ensiná-lo a planejar sua recuperação semanalmente. Ele também irá encorajá-lo a perseverar, treinar com sabedoria e não entrar em pânico quando a dor aumentar. Esse profissional pode ser um médico, fisioterapeuta, educador físico, dentre outros profissionais de saúde. É possível começar sem um guia, movimentando-se um pouco mais do que você está acostumado e elevando sua frequência cardíaca pouco a pouco.

Aprender a se movimentar livremente de novo e acreditar que você está seguro exige esforço, prática, persistência e várias pequenas conquistas. Portanto, continue firme!

Seja proativo com a sua dor

Existem muitas evidências indicando que os melhores tratamentos para prevenir e superar a dor persistente envolvem planejar com antecedência, assumir o controle da situação e ter uma abordagem a longo prazo. As evidências científicas em estudos sérios também nos mostram que, quando esperamos as coisas acontecerem e gastamos todo nosso tempo reagindo aos acontecimentos, gradualmente experenciamos um aumento de incapacidade e dor. Desse modo, ser proativo é bem melhor.

Ser proativo também significa "tornar-se ativo", repensar ativamente a dor, tentar novas abordagens, reeducar o sistema de dor e o corpo. Em linhas gerais, isso significa fazer coisas por nós mesmos ao invés de deixar que sejam feitas conosco. Estratégias ativas incluem ações que o empoderam, capacitam e desenvolvem sua confiança, suas crenças/convicções e seus conhecimentos, de modo que você assuma o controle. Ao fazer isso, você possibilita sua recuperação. Estratégias passivas podem ser: tomar medicamentos, fazer repouso ou raramente procurar um fisioterapeuta quando a dor piora muito. E embora elas forneçam alívio temporário, sabemos agora que a melhor abordagem é usar estratégias ativas diariamente, podendo ajudar a reduzir ou prevenir as exacerbações da dor.

Estratégias ativas, ou seja, com uso do corpo ao movimentar, são melhores que as passivas para reeducar o sistema de dor e o corpo ao longo do tempo. Essas estratégias podem incluir o aprendizado sobre a dor, para que ela não seja vista como uma ameaça. Elas podem ser físicas, como se movimentar um pouco mais a cada dia, ou podem atuar nos pensamentos e emoções, como mindfulness, meditação, treinos de relaxamento, yoga, dança ou socialização.

Planejar com antecedência e preparar corpo, mente e cérebro para qualquer contratempo pode ajudar a superá-lo mais facilmente. Ao longo do tempo, com base em suas próprias experiências e trabalhando com seu profissional de saúde, você aprenderá quais estratégias ativas são as melhores para você. Seja proativo e sinta os benefícios![2,*]

---

* Deixo aqui um agradecimento especial ao prof. Felipe Reis, docente do Instituto Federal do Rio de Janeiro (IFRJ) e pesquisador em Neurociência da Universidade McGill, em Montreal, no Canadá, e da VRIJE, em Amsterdã, na Holanda, e equipe, que fizeram brilhantemente as traduções das informações técnicas apresentadas neste capítulo.

Não há transformação sem transgressão de hábitos.

5 | ESTRATÉGIAS DE ENFRENTAMENTO DA DOR

Dói mesmo. É real. E essa sensação desagradável no corpo, como um alarme tocando a cada vez que se utiliza aquela região que dói, chama a atenção e passa, com o tempo, a tomar conta da rotina. De tanto apitar esse "alarme" seu cérebro começa a direcionar ações para enviar um sinal doloroso ao menor sinal de gestos que geraram dor antes. Condicionou, assim, dor ao movimento.

O cérebro deu foco, um hiperfoco à dor. Ficou vigilante. Sabendo que tal gesto dói ao ser realizado, o corpo e a mente tentam se antecipar para tentar evitar a dor. Vigiam os gestos, e tudo fica mais tenso. Nesse ponto, para mim, está um dos gargalos que mais dificultam o tratamento das dores tanto agudas, sem lesões importantes, quanto crônicas: transferir o foco da dor para uma conduta física que permita ao corpo recalibrar esses alertas dolorosos a um ponto em que voltem a ser compatíveis com as ameaças reais a que seu físico está exposto, surgindo frente a um dano real sem avançar por mais tempo que o necessário até o problema se resolver. Ou surgindo frente a um potencial dano que, talvez pela dor, fez-se uma proteção para retirar de ação, removendo o agente que poderia produzir algum dano real.

Como conseguir, no entanto, pouco a pouco transferir essa atenção da dor para o cumprimento de um manejo racional dela, para as estratégias de enfrentamento? Da maneira como estou fazendo aqui com você: dando-lhe a informação que o permita sentir segurança e faça aflorar sua obstinação; transformar você em um ser persistente até conseguir alterar a maneira como seu corpo encara a dor.

O único caminho capaz de levar ao sucesso, à realização, é o foco. Podemos ter todas as habilidades necessárias para fazer seu corpo voltar à plenitude, mas, se não houver aquela corda que conecta o início da jornada até a chegada do objetivo, para que nos agarremos e continuemos no rumo não importa a qual distância esteja, de nada adianta. E essa corda é o foco.

Como já perguntou o prof. Mario Sergio Cortella, grande filósofo e escritor: "Você está fazendo o 'possível' ou o 'melhor' que você pode?".

O possível é sempre limitado pelos outros: por informações coletadas por aí dizendo que pessoas em sua condição não conseguem, ou quando alguém o analisa e o coloca em um balaio geral, afirmando que, com o que você tem, só pode o mínimo. O melhor é seu com você. É você entender que pode ir um pouco além aqui, um pouco além ali, e ir juntando as peças para fazer algo com você além do que o senso comum dizia que conseguiria.

É claro que nem todos conseguirão exatamente o que gostariam, porque obviamente sempre queremos mais. Porém, não podemos deixar de sermos lógicos e racionais, e entendermos: se eu pegar o que tenho e acrescentar 10% a mais de algo, já estou melhor do que antes. Perseverar em um objetivo traçado é encontrar meios de atingi-lo. Você excita o cérebro a pensar em estratégias que estão fora da habitualidade a que ele precisa trabalhar. Isso é o que chamam de "mente alterada".

Se estou em depressão e me obrigo a levantar ao menos da cama e espiar o portão ou a sacada por cinco minutos nem que seja obrigado a isso, eu já estou melhor que antes. E se eu repetir e repetir isso, tenho a chance de que vire hábito. Se eu tenho dor em algum lugar e me obrigo a fazer uma tarefa que seja 10% a mais do que eu faço no momento, pode ser que, com a repetição, eu consiga daqui a pouco fazê-la sem ser na marra.

Ter o controle das ações depende exclusivamente de você, e não dos profissionais de saúde. Alguns não conseguem; nada é infalível. Mas todos os que conseguiram tentaram, persistiram, foram assíduos, convictos, aplicados, corajosos, pacientes, rigorosos, disciplinados, animados. O conjunto desses adjetivos produz uma pessoa com foco.

Quem convive com a dor já produz uma atenção traumática, negativa, só pensando em dor, dor, dor. Então já somos bons nisso, nessa habilidade de nos concentrar em algo. Que tal agora mudarmos o rumo da concentração para onde queremos chegar? Para isso, precisamos traçar objetivos curtos e palpáveis para seu momento hoje ou esta semana, usando o corpo para cumprir uma tarefa que lhe dê prazer mesmo que a dor apareça junto. Assim, desviar-se de somente sentir dor.

Eu digo que isso faz de nós aqueles nomeados com a palavra mais linda em qualquer idioma: **implacável**. Muitos retrucam: *mas eu já fiz de tudo!* E eu acredito que fizeram mesmo. Contudo, precisamos alterar a mente. Somente assim para conseguirmos ir onde você ainda não chegou. Não estou aqui a pregar aquela autoajuda clichê. Estou aqui para lhe dar meu exemplo de como circundarmos nossos pensamentos com otimismo de maneira implacável pode, sim, direcionar nossos esforços para um caminho que nunca seguimos antes com todo nosso potencial. E com a persistência necessária chegaremos, enfim, a algum lugar.

Eu vou contar meu exemplo pessoal, depois de dificuldades frente a minha mente tão inquieta, fruto de meus fantasmas pessoais. Um dia recebi um vídeo com texto de autor desconhecido, que transformou minha maneira de pensar e canalizar meus esforços de maneira obstinada, até patológica, para meu projeto de vida. Já que me taxaram como doente, com depressão, com transtorno bipolar, então que eu usasse essa alteração mental para algo que fosse útil a minha vida e à vida de quem me procura. E este vídeo[1] que mudou minha vida dizia exatamente isto:

> Não há nada tão poderoso do que uma mente alterada.
> Você pode mudar seu cabelo, sua roupa, seu endereço, seu parceiro, sua residência, mas, se não mudar a sua mente, as mesmas experiências se repetirão para sempre.
> Porque todo o exterior mudou, mas nada no interior mudou.
> Se você quer algo na vida, se você quer mudar, se quer conseguir algo, se tem alguma meta a alcançar, mudar seu comportamento, superar maus hábitos é desafiador. É difícil.
> A maioria das pessoas passam a vida sem nunca descobrir quais são seus talentos.
> A maioria das pessoas nunca desenvolve seus talentos!
> A única coisa que vai te deixar feliz, meu amigo, este ano e no próximo, é arriscar.
> É elevar o nível, descobrir do que você é capaz e sentir este incrível poder de seguir empurrando tudo o que está te segurando e chegar do outro lado do seu verdadeiro eu.
> É disso que se trata esse jogo: quando você pisa em seus medos e continua avançando, continuando, algo acontece para você.
> Se você vê alguém realmente de sucesso, pensa: Uau ele é tão incrível, um gênio. Porém, você deve olhar mais a fundo e lembrar que as pessoas são recompensadas em público pelo que praticam por anos no privado.
> Se você não desenvolver a coragem para fazer o que deve ser feito e passar muito tempo tentando convencer os outros, tentando conseguir aprovação, o que vai acontecer é que você vai perder a calma, e os outros lhe convencerão de que o que está fazendo não tem valor, e, assim, você vai desistir dos seus sonhos.

Quanto tempo lhe resta quando começar a pensar sobre isso?
Não sabemos!
A maioria de nós não usa as coisas que o universo nos deu.
Pare de desperdiçar seu precioso tempo!
Se quer algo, você tem que ser implacável.
Você tem que aprender a como ser engenhoso, aprender a como se tornar criativo.
O poder de resistir, apesar de tudo, esta é a qualidade dos vencedores.
A fome, a habilidade encarar derrotas uma atrás da outra sem desistir, esta é a qualidade dos vencedores.
Que poder é esse, eu não sei. Tudo o que sei é que ele existe e se torna disponível somente quando um homem ou mulher está naquele estado de espírito em que ele ou ela sabe exatamente o que querem e estão totalmente determinados até encontrarem.
Existe grandeza em você!
E você tem que aprender a controlar as críticas externas e as críticas internas.
Persiga a sua vontade e não permita que nada o detenha. Você merece isso.
A maioria das pessoas desiste muito facilmente.
Saiba que o espírito humano é poderoso, não existe nada como ele. É difícil matar o espírito humano.
Nada pode parar você! Viva sua vida com paixão, com determinação!
A maioria de nós caminha pela vida com limites, se segurando.
Decida que você vai se esforçar.
Deve focar você até que se convença, a cada dia, e começará a ver diferença nas coisas que está fazendo, cercando-lhe de capacidades para realizar seu trabalho para alcançar um certo objetivo dizendo a você mesmo todos os dias: aqui vou eu de novo, e eu tenho o que é preciso. Este é o meu dia, e nada vai me deter.

Estratégias de enfrentamento da dor | **75**

DOR FAZ PARTE DO PROCESSO, RESTRIÇÃO NÃO

Pode ter acontecido de você, ao acompanhar uma pessoa querida em uma visita a um profissional de saúde, ou quando você mesmo foi se consultar, ter recebido uma informação do tipo: "cuidado ao agachar", "evite agachar".

Mas, ora essa. Então como você irá sentar no vaso sanitário todos os dias? E vai almoçar em pé, pois tem que evitar agachar, não é mesmo? Esse exemplo é a comum sanha dos profissionais de saúde em dar orientações restritivas ao contrário de propositivas.

Reparem bem. Sempre que há dor envolvida, há um profissional que vai restringí-lo, jogá-lo rumo à passividade e ao repouso. E repouso melhora, opa! Mas só para aqueles que não mais precisam voltar ao nível anterior de uso do corpo. Pois, se precisar voltar a viver a vida, pagar os boletos, o corpo que já doía vai estar ainda mais destreinado, e há chance de a dor ter até aumentado por isso.

Fomos sempre inundados por medos e restrições. Chegou a hora disso parar. Isso não quer dizer deixar de dar atenção a uma dor, pelo contrário. É dar a correta atenção que a ciência ensina, despoluída de crenças populares e conceitos desatualizados que demoram a perder força. Chegou a hora de dar força à mudança de mentalidade: de que o enfrentamento é essencial em detrimento do vitimismo perpetuado pelo excesso de cuidados desnecessários. Esses mascaram as situações que realmente precisam de trato profissional, descreditando-as em um mar de frivolidades diagnósticas que levam uma dor sem base física a perpetuar na maioria dos casos.

Alguém, sem querer, tirou sua liberdade por meio de informações ao longo da vida que você foi coletando, ouvindo e lendo, que o levaram a sentir medo quando uma dor surgiu, apontando para a visão de que se dói é porque tem machucado. Chegou a hora da libertação.

Chegou a hora de nos pautarmos pela regra e não pela exceção, esta sim minoria, que dita que as dores são um alerta de algo sério.

Então, ao contrário de restringir com um "cuidado ao agachar", devemos trocar por proposições do tipo: "Fique tranquilo(a), seu corpo pode encontrar uma maneira de fazer o que você precisa pra interagir nem que precisemos adaptá-lo temporariamente, mas não podemos deixar você perder o corpo que tem, temos é que incrementá-lo".

Chegou a hora da libertação, que nos dará ainda mais força e confiança quando uma dor realmente significar algo mais sério. Dor faz parte do processo da vida. Crenças irracionais que dificultam o entendimento da dor é que não fazem parte. Foram impostas por um mundo caótico.

Chegou a hora da libertação. A informação liberta. O bom uso do corpo transforma.

TIPOS DE TERAPIAS CIENTIFICAMENTE EMBASADAS

Eu quero ajudar a pessoa com dor com a exposição da realidade. Com o que a ciência aponta que funciona. Afinal, você paga por aquilo que tem chance de funcionar para suas demandas da vida, compra um carro que foi testado dentro de padrões internacionais. Você investe o que ganha suado em coisas que têm de lhe entregar o que foi prometido antes da compra, e não por causa da lábia do vendedor ou de uma propaganda. A lábia deve vir para fazê-lo escolher entre um e outro que foram testados e aprovados por uma métrica internacional que possa garantir a qualidade, e não para que você seja enganado(a).

Você ingeriria métodos contraceptivos que não foram testados com qualidade? Trocaria o cinto de segurança de seu veículo por outro que não foi testado para saber qual a taxa de eficiência em diferentes tipos de acidentes? Agora, você não acha que, para tratar a dor que persiste, também precisamos ter esse mesmo zelo? Há pessoas que convivem por anos com um desconforto e existe margem para oferecer aventuras intervencionistas sem que esse indivíduo tivesse contato com técnicas chanceladas pela melhor ciência que estuda a área?

Alguém precisa alertá-lo sobre isso. Se quer ser ajudado por alguma técnica de tratamento ou de prevenção, é preciso que você seja informado sobre o que pode funcionar e o que pode não funcionar para intervir na dor. Há intervenções que foram testadas eficazes para outros objetivos, mas não para a dor. Funciona para uma coisa, mas não para outra. Um exemplo clássico atual: cloroquina funciona para certas doenças, mas não para tratar COVID-19. Assim como há outras intervenções que foram testadas com algum grau de eficácia na dor aguda, crônica ou ambas que podem realmente ajudar.

Por exemplo: a educação do paciente foi testada para aumentar a confiança do indivíduo acerca do que acontece com ele e diminuir a incapacidade física, pois viu-se que, quando um paciente entende como controlar a situação, ele volta a ser protagonista de seu corpo para alguns tipos de dores. A terapia manual também foi testada cientificamente para ganho de mobilidade e para analgesia endógena (pela fisiologia do corpo por conta própria) com o objetivo de melhora da intensidade da dor. Outra intervenção testada é a acupuntura, de mesma proposta, para melhorar a intensidade da dor. Assim como outras técnicas chamadas de "foto-eletro-bio-moduladoras", o exercício e a atividade física isolada ou combinada com outros desses tipos de tratamentos para a melhora de intensidade, incapacidade do indivíduo de utilizar o corpo, sofrimento ou frequência de dores. Cada um desses casos são testados para um tipo de público: fibromialgia, dor cervical, dor lombar etc... ou seja, cada técnica pode funcionar mais para um tipo de população com dor, outras mais para outra; algumas têm menos eficácia, porém, com chance de auxiliar vários tipos de pessoas com dor. Aqui estou lhe expondo alguns exemplos do que pode funcionar para a dor cujo resultado **esteja vindo da técnica aplicada**. E é neste ponto que muitas vezes somos enganados.

Você vai investir em uma técnica/intervenção terapêutica: seu dinheiro, sua esperança, sua expectativa. Assim, essa técnica deve entregar o que promete ou atuar onde promete, mesmo que falhe, pois nada nas ciências da saúde é infalível. Devemos entender o que essa técnica pode fazer por você, pois você pagou por ela, e não por um efeito que esteja vindo de outros fatores ao redor que não ela.

É neste ponto que vemos técnicas efetivamente ineficazes aos olhos dos estudiosos de ciência para o tratamento da dor sendo oferecidas por profissionais cientificamente leigos, que não agem de má-fé na incontestável maioria das vezes, mas simplesmente não conseguem discernir o que é um efeito da técnica do que é um efeito aleatório.

Preste atenção neste conceito científico que vou traduzir para você. Para entendermos se aquilo que oferecemos na clínica ou como orientação de saúde tem chance mesmo de ajudar, antes de chegar até você, precisamos testar. Não é um teste qualquer, tem de ser um teste rigoroso, que siga preceitos da ciência, senão, bastaria eu inventar que funciona, ou apenas observar uma possível "mudança" em meus pacientes ao oferecer alguma intervenção sem entender, com critérios internacionais, que o que observei nesses pacientes realmente aconteceu ou se foi um acaso. Você quer gastar seu dinheiro para se tratar utilizando algo que pode ou não ajudar, sem ter o mínimo de respaldo? Você usaria um método contraceptivo se não tivesse respaldo adequado, apenas a opinião de alguém? Creio que não. Por isso a ciência nos oferece métodos criteriosos para testar as hipóteses que podem realmente ajudar; aqui, no caso, no enfrentamento da dor. E, na ciência, a técnica que testa se uma intervenção funciona tem o nome técnico de **ensaio controlado aleatorizado**.[2] A partir de estudos desse tipo conseguimos reunir informações e encaminhar propostas do que pode realmente ser útil se utilizado corretamente. Nesse tipo de estudo científico, quando é dito que uma intervenção é eficaz, significa que seguiu critérios técnicos que lhe permite descrever de maneira segura o que encontrou, ou seja, que o efeito documentado em pessoas que participaram da intervenção foi significativamente maior que os efeitos observados no grupo de pessoas que não receberam a intervenção/técnica que está sendo testada – em geral, o chamado grupo "placebo". É somente assim que os cientistas conseguem analisar quando uma intervenção oferecida pode ser boa; ao comparar as pessoas que receberam essa intervenção com as que não receberam nada, ou ainda com as que receberam uma outra intervenção, para identificar qual seria melhor para um dado objetivo (melhorar a dor nas costas, joelhos etc).

Então, preste atenção aqui. Eu disse que "o efeito observado nas pessoas que receberam a técnica tem de ser significativamente superior aos efeitos observados em quem não recebeu essa técnica de tratamento". Perceba o que está implícito nesta frase: pode ser que tenha efeitos positivos no grupo de pessoas que não foram tratadas. Sim! Dentre outras coisas que podem ocorrer, isso também é chamado de efeito placebo. Alguns corpos terão algum efeito de qualquer jeito! Mas esse efeito não vem da técnica aplicada como tratamento. Para eu saber se ele veio da técnica que querem lhe oferecer, é preciso observar se a técnica a que seu corpo for submetido – apesar de ele tentar por outras vias melhorar o que você tem – também irá o ajudar, e com um efeito superior a um aleatório. Pois todo corpo pode conseguir se "autoajudar"; temos mecanismos internos/fisiológicos para isso. Este livro, inclusive, é sobre isso. Como você mesmo pode se ajudar em casos de dores que não necessitem de ajuda profissional.

E é aqui que muitos tratamentos mal testados pela ciência acabam sendo oferecidos como "eficazes". Estudos científicos ruins ou fraudulentos foram produzidos e apontaram efeitos, mas esses efeitos não vieram daquilo que você vai pagar para receber. Estudos ruins, que não são utilizados como critérios para grandes colegiados de cientistas de uma determinada área para ditar diretrizes de tratamento, mas que podem ser usados por pessoas fora desse circuito da boa ciência mundial para lhe oferecer algo.

Aqui eu tenho que registrar para você ao menos o básico dos conceitos que norteiam os possíveis efeitos de uma técnica para tratamento de saúde. Assim, se um dia você passar por um tratamento ou avistar algum que mais de um profissional de saúde de boa reputação em sua comunidade disser que "não tem eficácia comprovada ou é ineficaz" para a solução que você busca, ao menos você saberá o porquê de algumas pessoas terem "melhoraram com aquilo". São reféns do aleatório, e você não merece um tratamento pautado na aleatoriedade. Você pagou por esse tratamento. Portanto, não merece.

Pode lhe surgir aqui uma nova dúvida:

Rogério, mas esses profissionais não deveriam saber sobre o que tem chance de ajudar e o que não tem chance de ajudar como tratamento? Essas pessoas, graduadas em uma faculdade, não deveriam entender de ciência?

Sim. Deveriam entender.

Contudo, ocorre que no Brasil há um hiato do ensino de disciplinas curriculares no nível superior que contemplem esses ensinamentos básicos do que chamamos de métodos científicos. Querem ensinar técnicas, mas pouco se quer ensinar a respeito de como pescar as melhores informações sobre tratamentos que evoluem com rapidez, e que cada vez mais precisam de muito estudo para se distinguir boa informação científica de desinformação.

A pobreza de informação é disseminada em todas as áreas da sociedade atual, com a ciência não seria diferente. Vamos pegar um exemplo: em torno de 60%[3] de tudo que se publica no **mundo** sobre intervenções da fisioterapia não tem relevância ou tem erros de produção que deixam falhos os resultados da pesquisa. Isso sem contar a chamada **ciência predatória**,[4] aquela que deliberadamente quer nos enganar tentando nos fazer engolir técnicas, medicamentos e afins que em um estudo sério jamais trariam esses resultados positivos pelos caminhos que anteriormente observei. É verdade, esse tipo de ciência existe e há jornais desenvolvidos pelas mesmas pessoas que produzem tais estudos para que eles sejam indexados nesses periódicos e passem um "ar de autoridade". Assim, o profissional leigo científico acaba por lê-lo e ser enganado e, no fim, sem querer, também engana você, e até mesmo políticas públicas quando essas são capitaneadas por gestores sem o adequado conhecimento técnico.[5]

Agora, em quem posso acreditar, se eu não entendo profundamente sobre estudos científicos, para que eu não seja enganado(a)?

É aqui que eu entro, tentando lhe dar o mínimo de informação para diminuir, e não abolir, suas chances de equivocar-se em sua escolha de enfrentamento para prevenir ou tratar a dor. Há muitos estudos ruins que, deliberadamente ou não, são enganosos quanto aos resultados sobre técnicas de tratamento, mas há os bons estudos! Entro aqui para lhe falar sobre isso com o respaldo das maiores autoridades do mundo em pesquisa clínica.

É por eles o conhecerem que o respaldam?

Não. Respaldam-me, pois replico o que eles difundem. Eu e tantos outros profissionais que têm o dever de devolver a melhor informação possível à população. Você que lê este livro paga com seus impostos meu estudo dos últimos dezenove anos, e de tantos outros cientistas do país. O mínimo que podemos fazer por você é devolver com informação de qualidade.

Organizações como a Associação Internacional para Estudos da Dor[6] (IASP, em inglês), a Sociedade Brasileira para Estudos da Dor[7] (SBED), bem como outras entidades que reúnem pesquisadores e estudiosos da dor, auxiliam na aglutinação do que há de melhor na ciência acerca da dor, fazendo ecoar as melhores intervenções até pessoas como eu, que têm compromisso ético com a beneficência advinda do que me proponho a aplicar como tratamento em minha rotina profissional, ou àquilo que é utilizado para minimizar um mal em uma numa dor que persiste.

Assim, não quero listar tudo o que é ou não é eficaz para uma dor que pode persistir, e sim dar um panorama de o que pode realmente ajudar nas dores e o que pode escutar de quem vai oferecer a você o que realmente não vai o ajudar em tentar resolver o que o incomoda.

Listarei o que pode documentalmente o ajudar. A partir daqui, você conseguirá ter uma ideia do que lhe oferecerão como prescrição de tratamento nas dores que sejam agudas, de início recente, ou aquelas que já se mantém há meses. A adequação desses tratamentos estudados como promissores no manejo da dor que persiste fica a cargo do profissional, da especialidade em que atua. Ele vai prescrever de acordo com o tipo de dor, o local onde a dor surge, a intensidade, a incapacidade física resultante da dor, entre outras variáveis que tentamos mapear em você para enxergar qual intervenção terapêutica não-cirúrgica pode ser mais eficiente para seu caso. Uns ajudarão mais, outros menos, mas quero que entenda que estes tipos de tratamentos foram testados para que você procure ajuda profissional que o(a) ajude com essas ferramentas, listadas como parte principal do tratamento da dor musculoesquelética que lhe persegue (caso sua dor não melhore naturalmente somado aos incentivos que aqui quero lhe apresentar). Vamos listar algumas intervenções interessantes testadas para dor.

Em geral, para os mais variados tipos de dores persistentes, podemos citar:[8]

- » **Exercícios físicos livres e exercícios terapêuticos (prescritos por profissional de saúde);**
- » **Educação sobre como manter-se ativo com o uso de seu corpo associado a exercícios físicos;**
- » **Analgésicos não-opioides e outros medicamentos de ação no sistema nervoso central;**
- » **Acupuntura;**
- » **Equipamentos para eletroestimulação das estruturas corporais envolvidas no foco da dor, do tipo estimulação elétrica nervosa transcutânea (TENS) ou de emissão de raios laser;**
- » **Terapias manuais, para mover o corpo com a força dos movimentos impostos pelo terapeuta;**
- » **Terapias com foco no comportamento mental e terapias psicológicas do tipo cognitivo comportamental;**
- » **Educação do paciente sobre a dor, ensinando-o sobre o que de real acontece com ele.**

Esses tipos de intervenções são algumas recomendações testadas que realmente podem ajudar no tratamento da dor crônica em geral (tendo a dor como foco do tratamento e não outras doenças ou lesões).

A sugestão é que possamos combiná-las, quando financeiramente possível, para aqueles casos de dores que persistem há muito tempo; porém, é muito importante um foco central: a dor que aqui estamos a tratar é a que surge ao movimentar e ao sustentar o corpo. Assim, é imprescindível que, independentemente das terapias que escolha para o ajudar, elas sejam atreladas ao movimento do corpo, ao uso do corpo, à retomada das interações com o corpo. Afinal, é para isso que você está buscando solução, não é mesmo? Para voltar a aproveitar o mundo.

Então, se escolher alguma terapia "passiva", sem uso dos movimentos do corpo, atrele-a ao uso de uma das ativas, seja por seu automanejo ou com ajuda profissional.

Esses seriam os principais recursos não-cirúrgicos disponíveis para tratar dores gerais persistentes. Irão lhe oferecer por aí muitos outros "milagres" além do que apresentei. Mas desconfie, sempre seja cético(a). Antecipo que lhe dirão que "é um recurso promissor", que "é muito utilizado no exterior", que "é uma inovação", e alguns ainda lhe dirão que este autor que aqui escreve "esqueceu" de colocar nessa lista a terapia que vão lhe oferecer. Eu estou elencando por aqui o que já temos nos estudos mais robustos disponíveis aos montes – e que inclusive estão em diretrizes atuais internacionais, aquelas que ditam o que há de melhor disponível –, mesmo que o efeito promovido por alguma dessas técnicas seja pequeno dependendo de qual será o foco do uso e em que tipo de paciente. Mas são recursos amplamente estudados, em que não há surpresas do que se esperar. Até o momento essa é a lista atual e ali temos muita coisa para combinar e lhe oferecer.

TIPOS DE TERAPIA PARA A DOR LOMBAR

É interessante também falar especificamente da dor mais comum que envolve o aparelho corporal locomotor: a dor lombar.

Para se ter ideia, segundo dados publicados em uma das mais importantes revistas europeias, até 80% da população terá ao menos um episódio na vida de dor lombar ou dores que irradiam para membros inferiores que não possuem alterações graves como causa.[9]

Vou listar, na mesma linha da relação anterior, os principais e mais bem estudados tratamentos não cirúrgicos tanto para a dor aguda (que se iniciou a pouco tempo) quanto para aquela que já persiste (crônica), já que tanta gente vai experimentar alguma forma dessa dor pelo menos uma vez na vida.

Nas dores agudas da coluna lombar:[10]

- A educação, ou seja, informar ao indivíduo sobre o que há com ele segundo os olhos atuais da ciência, que mostra que a maioria dos casos têm boa evolução naturalmente, e assim incentivá-lo a manter-se ativo mesmo que com algumas adaptações – mas manter-se movimentando e interagindo usando o corpo;
- Terapia manual de profissionais que movimentarão seu corpo com técnicas específicas e acupuntura para tentar diminuir a intensidade dolorosa;
- A recomendação de uso de calor e massagem local pode ser um suplemento útil, apesar de sozinhos, sem associar a outros recursos, possa ser uma intervenção mais fraca que as demais para os objetivos de melhora;
- Intervenção com movimento corporal via exercícios físicos selecionados e adequados para o quadro apresentado, além de movimentação seletiva do corpo, pode ajudar a evitar possível cronificação do quadro se observarmos o papel relevante do exercício físico nos quadros mais persistentes e, assim, ser uma das linhas de abordagem associada aos pacientes elegíveis para tal;

- » O uso de anti-inflamatórios não esteroides (AINEs);
- » O uso de medicamentos tipo relaxantes musculares pode ajudar se utilizado nas duas primeiras semanas do surgimento da dor, mas os estudos que o analisaram ainda não cravaram um benefício robusto de sua prescrição na dor aguda lombar;
- » Caso o que foi citado acima não surtir efeito na dor aguda lombar, talvez pacientes selecionados podem se beneficiar de opioides menos agressivos dentro dos disponíveis.

Agora, para as dores crônicas, persistentes, da coluna lombar, entre os tratamentos não cirúrgicos disponíveis temos:[11]

- » Também aqui temos a educação ao informar para o paciente sobre o que ocorre;
- » O exercício físico como mola mestra para uma abordagem de dor em um local que se movimenta, e exercícios tanto os gerais quanto supervisionados, como pilates;
- » Terapias que utilizem exposição do corpo para melhorar o comportamento fragilizado de seu uso devido ao medo de se movimentar;
- » Terapias manuais específicas de profissionais habilitados;
- » Ioga;
- » Massagem;
- » Medicamentos anti-inflamatórios não-esteroidais;
- » Relaxantes musculares;
- » Opioides para alguns casos em que as demais intervenções possam não surtir efeito e o paciente tenha perfil para seu uso por curto período.

Viram só como temos muita coisa disponível e que precisa só ser bem organizada pelos profissionais de saúde? Basta que eles utilizem os conceitos modernos sobre a dor que aqui estou lhe repassando para que a prescrição do tratamento, ou o conjunto deles, possa ser a mais certeira possível.

Tratamentos existem. O que vai fazer mesmo a diferença é o conhecimento atual sobre a dor para que o melhor deles possa lhe ser oferecido, sem medo de usar seu corpo, sem loucuras terapêuticas descabidas.

É o famoso "arroz com feijão". Se bem orientado a você, e também com você estando bem orientado sobre o que tem, por meio desta obra, o alicerce para o sucesso passará a ser sua confiança na plena evolução positiva de seu quadro. Para isso, é preciso quebrar aquela sua possível crença de limitação e fragilidade, que a sociedade atual impregnou em você com tanta informação desencontrada e defasada sobre a dor.

Estar feliz só de vislumbrar aonde se pode chegar rompe o medo de doer. Se dói, mas não machuca como você pensava que machucava, então aqui está sua solução: enfrente essa dor. Insista, apesar dela. Infle sua vida de momentos felizes. Por vezes, você diz: "Eu enfrento, mas não venço!", mas você povoou sua rotina novamente de momentos que lhe dão prazer ou só está enclausurado(a) na dor? Pense nisso. Para se habituar à dor, inunde-se com momentos felizes. Você não vai mais ter tempo para o lamento.

6 | A AÇÃO: EXPOSIÇÃO AO MOVIMENTO PARA DORES AO MOVIMENTO!

O enfrentamento da dor pode ser simples.

Primeiramente, é preciso entender com raciocínios simples a partir das respostas corporais o que provavelmente pode estar acontecendo com você. Tentar, então, manter ou incrementar a habilidade do corpo, fazendo isso por um tempo e pensando que, depois, com persistência, mantendo o foco e o engajamento, apesar de alguma dor, o corpo pode tentar ficar mais apto e menos sensível. Tentamos adaptar a estrutura.

A dor é mais do que a estrutura física, conforme você aprendeu aqui. A dor, além de ser construída pelo cérebro a partir de fatores biológicos, sempre envolve também fatores psicológicos e sociais juntos. Quem sabe então, a partir, de sua abordagem da estrutura física – que é o que você pode fazer por conta própria neste momento de entendimento do que há –, não consigamos atingir repercussões nas demais esferas envolvidas na consolidação da percepção dolorosa? Fazer que outras debilidades envolvidas se reformulem, pois agora podemos estar diante de um corpo mais robusto e treinado.

Dor como biopsicossocial: atuando no biológico por meio da retirada da estrutura envolvida com a dor do estado de sensibilidade de antes, tornando-a mais apta; repercutindo no psicológico e nas convicções que o limitavam, achando que a dor era um sinal vindo de uma lesão; e também ecoando no social, nas demandas das tarefas a cumprir do dia a dia com corpo e mente mais resistentes, expostos às tarefas que aos poucos despertam alarmes dolorosos desorientados, assim diminuindo a sensibilidade desses alertas, recalibrando-os.

De antemão, adianto-lhe:

1. A base do sucesso na exposição ao movimento é saber qual é o ponto de início de uma exposição tolerável, ou seja, aquele que você, mesmo com um pouco de desconforto, consegue cumprir;

2. Após encontrar o ponto de início e cumprir repetições dessa exposição, que agora possamos progredir tal estímulo exposto, seja movimento articular ou uma tarefa mais global (agachar, por exemplo) com um pouco a mais de carga oferecida, mas que seja próxima à aptidão anterior, para que possa ser confortável. Expor uma fração além que seja a cada dia.

Sabendo de onde se sai e como acelerar seu "motor" vai ser difícil você não chegar aonde deseja, não acha?

Vamos para ação!

Aqui vou o auxiliar a entender as dores gerais que possam surgir ou estar presentes nos movimentos ou na sustentação de seu corpo em posturas do dia a dia. Vou também destacar como compreender uma dor muito frequente para a maioria das pessoas: a dor lombar.

GUIA DE AUTOCUIDADOS PARA DORES GERAIS

Neste momento da obra eu espero que tenha ocorrido uma reprogramação de suas convicções e seus aprendizados prévios que fossem limitantes e desinformados sobre a dor, e você tenha uma maior chance de resistir a esse sofrimento físico e entendê-lo. Agora é preciso fazer uma reprogramação motora: da convicção limitante e do ambiente físico e contextual favorável facilitou-se a propagação de uma resposta desorientada de dor e mais dor; a partir dessa resposta rotineira, fixou-se no cérebro a imagem de que *sempre que movimentar aquela região, a dor deve ser percebida junto*. Esse roteiro é típico na soberana maioria das condições com dor persistente, ou caso a dor tenha aparecido há pouco tempo, se porventura não interviermos precocemente com uma proposta inteligente de autocuidado envolvendo a não-estagnação das funções de movimentação da área dolorida. Abrimos então a possibilidade de um planejamento cerebral excessivamente protetivo, para que o uso dessa área passe a se sobressair frente a estratégias mais ativas. E, nesse comportamento cerebral protetivo para aquela área, a dor está envolvida muitas vezes de maneira demasiada ou até mesmo de maneira desorientada.

Meu objetivo aqui é que ao o ensinar como dar atenção simples ao seu físico com algumas tarefas realizadas por conta própria, você consiga resistir ao sofrimento sem deixar seu corpo definhar por algo que tem muita chance de melhorar pouco tempo depois. Pois é com um corpo destreinado, sem propormos algo que interfira positivamente, que a dor pode ficar ainda mais incapacitante, uma vez que demos mais adubo em um ambiente corporal que já estava fértil para a dor florescer naquele momento.

A proposta é:

1. Entender o sinal doloroso;

2. Organizar e executar tarefas que são de sua rotina diária, que lhe ensinarei a manter minimamente para conter a perda de sua mobilidade na área que dói;

A ação: exposição ao movimento para dores ao movimento!

3. Realizar exercícios físicos para reverter o que de movimento já foi debilitado pela dor e pelo medo de ser algo grave;

4. Acompanhar os resultados para verificar se conseguimos minimizar ou reverter o quadro ou, caso não seja possível, a partir desse ponto procurar uma opinião especializada.

Qualquer pessoa deveria ter tais informações para que escolha qual é o melhor caminho a direcionar seu esforço e sua atenção, se é em condutas básicas de arrefecimento de um sintoma doloroso sem causa grave aparente ou encaminhando-se a buscar auxílio mais especializado. Com esses passos entendidos por você, conseguirá ter calma para tomar o melhor caminho, fazendo parte do curso da resolução, já que é isto o que a dor nos solicita: a participação do indivíduo com a dor como corresponsável da remissão do quadro de sofrimento, sem esta atribuição ser reduzida apenas às intervenções de tratamento a serem propostas. Sendo esse doer uma resposta do nosso sistema de alarmes cerebral (que, para criar uma dor, amontoa diversas informações de seu físico, suas emoções, seus hábitos, seu estilo de vida e suas convicções para tomar a decisão de fazer doer aquele tanto), e sendo essas informações gerenciadas pela própria pessoa na sua rotina, como não colocá-la como parte da responsabilidade e fazê-la participar desse entendimento e do esforço da solução? Por ser um produto construído com base além do físico, certos ajustes podem ser feitos por você, pois tem o controle sobre parte das causas que se somam para produzir a dor.

Vou orientá-lo a refletir sobre qualquer dor que lhe surja ao movimentar ou sustentar o corpo. Depois, vou dar orientações importantes sobre como lidar com a mais comum e muito incapacitante, a dor lombar. Então, estamos aqui falando das dores relacionadas ao aparelho locomotor, que contempla suas articulações, seus braços, suas mãos, suas pernas, seus pés e sua coluna. Até no caso das dores de cabeça, boa parte delas têm sua gênese em tensões musculares em excesso na região do pescoço e adjacências; essa dor também se beneficia do raciocínio que quero lhe repassar com a ponderação desses quatro itens supracitados, e assim emergir o automanejo da região e de seu contexto de vida, que vamos formular a partir desse discernimento.

Avançamos nossos olhos abaixo.

Entender o sinal doloroso

Você está sentindo dor e aqui que quero que observe:

Começou a doer abruptamente e ainda é recente ou chegou aos poucos e foi aumentando com o passar do tempo até se tornar uma preocupação?

Abruptamente: nestes casos, o foco de contribuição para o entendimento do que ocorre pelo cérebro tem grande influência (ainda) da região que dói (seja lesão ou não, como algum excesso de uso do corpo ou de uma fração dele, como de um músculo, ou mesmo fraqueza para levantar ou sustentar um peso) e os sintomas podem ser mais descontrolados, pois talvez não houve tempo para o seu corpo e o sistema nervoso adaptarem as tarefas rotineiras de uso do corpo para que continuassem a ser realizadas como posturas muito utilizadas na rotina de trabalho, e esta adaptação será necessária. O cérebro ainda não organizou as adaptações benéficas e nem as adaptações falhas, como a perpetuação desenfreada desse sinal doloroso sem que haja algo realmente grave ocorrendo.

Aos poucos: esta dor que vem ocorrendo há mais tempo já pode estar inserida em alterações que extrapolam os estímulos do local com dor, que, quando se juntaram ao seu contexto de vida, desencadearam a dor como resposta. De tanto ter de retrucar esses estímulos com dor, o sistema nervoso agora facilitou a emissão do revide cerebral para a região alvo e os movimentos até acontecem, mas frequentemente já se iniciam com um nível de desconforto que pode ir aumentando à medida que se usa aquela parte. Assim, percebe-se que você talvez até consegue utilizá-la, mas tal uso passou a ser custoso.

Vamos destrinchar mais características que devamos observar em ambos os princípios dolorosos para que você, ao contrário de se autodiagnosticar, o que não é o que queremos, perceba minimamente o que acontece e programe a busca de um auxílio profissional – ao invés de criar um transtorno maior com a falta de informação sobre o que você pode ter e um congestionamento dos serviços de saúde devido a quadros que naturalmente serão contornados. Isso aconteceu durante a pandemia de COVID-19, em que a população foi esclarecida a entender sinais e sintomas para cuidar por si só dos casos que não evoluíssem negativamente.

Voltemos às características:

Dor de início abrupto: observar se há dor intensa bem localizada na zona alvo, calor local percebido ao toque diferente dos demais tecidos ao redor, alteração de coloração de sua pele na região de queixa e dificuldade de movimentar ou descarregar peso na área (se for uma área em que isso acontece ou se a descarga de peso corporal repercutir). Caso essas características estejam presentes, então deve procurar atendimento médico de pronto para que possa investigar mais a fundo. Caso haja apenas a dor intensa, creio que possamos acompanhar mais um pouco se haverá tendência de os movimentos começarem pouco a pouco a voltar, possibilitando sua execução.

Dor de início aos poucos: aqui, claro, podemos observar as características citadas acima, pois você pode ter começado com uma dor

O enfrentamento da
dor pode ser simples.

abrupta que já evoluiu para uma dor que se mantém por mais tempo. Todavia, é comum que na dor de início "aos poucos" e que perdura por mais tempo possamos encontrar sintomas como perda de força progressiva do local e da região a que ele se conecta, acarretando em deficiência da destreza do uso daquela região, que piora à medida que os dias vão passando. Ela pode vir acompanhada de dores que percorrem "trajetos" e que não são pontuais: dor que começa na coluna cervical e irradia para o braço ou dor na coluna lombar que irradia para a perna, por exemplo. Se você achar que todos esses sinais estão presentes, procure o atendimento médico. Algumas vezes, quando essa perda de força é contínua, também pode haver dificuldade no controle do urinar e do defecar, que são indicativos para a busca de ajuda médica imediata. Caso você tenha menos força no local para movimentar, mas não perceba que está piorando rápido, e associando isso às demais ponderações, então normalmente podemos acompanhar mais um pouco. É possível que nessa dor que já perdura por mais tempo a região que dói possa ter ficado mais sensível ao toque ou ao uso de uma roupa mais pesada, por exemplo, ou mais sensível ao calor da água quente do banho, mas mesmo assim você consegue se movimentar.

Uma ressalva importante: a presença de febre corporal, de perda de consciência e de paralisia do movimentar são sempre sinais que necessitam de pronta busca de ajuda médica.

Até aqui conseguimos entender um pouco sobre a dor que está acontecendo para poder aguardar mais a ida ao médico. Ou, mesmo depois de ir e ele constatar que não é nada sério, talvez lhe prescreva uma intervenção medicamentosa e/ou orientações de cuidados em casa ou sob supervisão do fisioterapeuta. Então vamos agora auxiliar nesses cuidados em casa.

Organizar e executar tarefas que são de sua rotina diária: como mantê-las minimamente para conter a perda de sua mobilidade na área que dói

Primeiramente, a dor, quando aparece, causa uma sensação como se fosse um "susto". Sabe aquele sobressalto quando alguém ou algo lhe mostra um fato ameaçador súbito? Então, muitas vezes, nesses casos, o corpo tem uma reação de paralisia, de descoordenação, de rebaixamento da capacidade de responder a tempo com alguma ação.

É um pouco disso que acontece quando começa ou persiste uma dor. Seu corpo recebe um conjunto de ações para proteção, que de certa maneira "paralisa" em parte sua capacidade de se movimentar ou de sustentar seu corpo – e vimos que em geral a dor não é consequência de um dano físico sério, mas uma soma de diversas parcelas que contemplam o que ocorre no físico e de fatores além dele. Assim, as ações de proteção podem se tornar exageradas se não intervirmos a tempo de que estes "comportamentos protetivos" (e sempre necessários, melhor tê-los que não tê-los) não se tornem "comportamentos mal-adaptados". Ou seja, quando o zelo no corpo pelo medo de ser algo grave, pela incapacidade física-contextual momentânea de regredir em tempo, faz que a dor perdure por mais tempo, e os efeitos negativos no corpo começam a surgir. Entre eles o destreinamento físico para as tarefas de rotina, os entraves mentais traumáticos que impedem a utilização daquela região que dói, a criação de sucessivos pensamentos pessimistas sobre o que está acontecendo com você, e o excesso de estresse do momento de vida, que também conduz a uma exagerada proteção como recurso de fuga desse cenário apresentado. Já vimos que esse quadro tem chance de começar a se modificar com toda a informação correta e científica que você adquiriu com a leitura deste livro, dando-lhe agora uma chance de talvez arrefecer um pouco seus sintomas com esse conhecimento, ou, o que a literatura da área aponta com robustez à respeito do papel da educação sobre a dor: dar-lhe confiança, devolver seu protagonismo no gerenciamento de suas metas físicas apesar da dor, o que nós cientistas chamamos de "autoeficácia".[1]

Além de educar você sobre o que se passa, no entanto, eu quero organizar algumas condutas para que você as considere com o objetivo de "estancarmos as perdas de mobilidade".

Talvez a dor já tenha feito você evitar de se abaixar, ou de realizar certas tarefas de casa ou do trabalho com uso daquela parte do corpo, direta ou indiretamente. Por isso, as condutas que vou sugerir a você são genéricas, para ser úteis a qualquer tipo de dor. Mas nem por isto são pouco eficazes! E para que sejam sugestões para quaisquer acometimentos, tais condutas a ser programadas são pautadas em "reflexões" acerca de seu contexto de vida; assim, quero que você consiga mapear o que ainda é capaz de fazer e para o que o medo lhe cega além da proteção que seu corpo quis dar a você.

Desse modo, vou elencar algumas ponderações importantes e possíveis ações a partir delas. Seja honesto com seu corpo ao pensar sobre as perguntas, lute para que o medo e o pessimismo não poluam suas respostas. Pense de maneira factual. Vamos lá:

> A dor está impedindo você de realizar qualquer uso da região que dói? Ou você, apesar da dor, consegue fazer o uso do corpo, mesmo que um pouco adaptado para tal, ou ao menos uma fração do movimento habitual pode ser realizado?

Por exemplo: "Não consigo agachar por causa da dor no joelho". Mas será que não consegue ao menos perceber se, ao agachar, não tem um pedaço do movimento que seja livre da dor ou com dor menor que a habitual? Até a metade do movimento, por exemplo, ou só um pouquinho, e o restante fazer apoiando-se com os braços. Será que não consegue assim? Se conseguirmos manter o que ainda dá para realizar, conseguimos estancar a perda para depois buscar reverter o restante, que já está debilitado.

Outro exemplo: "Tenho dor ao levantar o braço e não consigo realizar minhas tarefas domésticas ou no trabalho". Reflita se, momentaneamente até melhorar, seja possível adaptar um pouco o ambiente para que ainda continue a usar o corpo com o que ele possui de destreza naquele local. Vamos pensar em uma dor que surge ao levantar o braço acima do nível da cabeça. Se ela surge ao **levantar acima da cabeça**, quer dizer que você ainda **possui habilidade para os movimentos abaixo da linha da cabeça!** Assim, considere deixar os objetos que mais utiliza em seu nível de destreza atual, ao contrário de vendar-se com a ideia de que "porque dói eu não consigo fazer mais nada".

> Elabore uma anotação que conste não somente o que não consegue realizar, mas sim tudo o que você ainda consegue fazer com aquela parte dolorosa.

Frequentemente nós fazemos tarefas automatizadas que não dão tempo ao cérebro de perceber uma ameaça e enviar a dor, ou o contexto daquela tarefa facilita "mascarar" aquilo que o cérebro está julgando precisar proteção e de alerta doloroso.

Um exemplo simples e claro: você consegue sentar no vaso sanitário para fazer suas necessidades fisiológicas? Se sim, então você ainda consegue agachar até aquela altura! É que a necessidade de sentar no vaso pode criar uma emoção tal que seja superior ao medo de doer e permitir que você a realize. Assim, essa tarefa não consegue ser contaminada pela dor. E devem haver várias outras tarefas que você consegue descrever que ainda acontecem no seu dia e que, com um olhar apurado, podem lhe mostrar como você consegue fazer as coisas que acha que não "dá conta".

Outro exemplo é que quem sobe uma rampa tem a capacidade de subir uma escada. Preste atenção aqui: a rampa não o leva de um nível a outro do solo, em uma subida ou descida? E a escada faz o quê? A mesma coisa! Mas talvez o medo ao perceber o ressalto do degrau produza uma intensidade dolorosa que supera sua capacidade de cumprir a tarefa.

Viu só? Analise as tarefas que faz no dia a dia e veja quais são similares àquelas que estão com excesso de vigilância e limitação. E desempenhe-as dentro do que dá para fazer, total ou parcialmente.

Realizar exercícios físicos para reverter os movimentos que já foram debilitados pela dor e pelo medo de ser algo grave

Você já entendeu o que pode ser que tenha, o que faz doer e o que ainda consegue realizar na rotina diária. Agora precisamos de propostas que transforme em algo mais sistematizado as tarefas diárias que são feitas com o uso de corpo aqui e acolá ao longo do dia, repetido e repetido, para que possa, com isso, enviar ao cérebro uma "mensagem": que, de tanto fazer aquilo, ele precisa automatizar novamente tal tarefa. Como ele automatizou a tarefa para ser realizada associada à dor (pelo impacto que a dor teve em seu corpo), agora precisamos reverter isso, **reprogramar** essas tarefas pouco a pouco para que cada passo delas possa ser gravado com menos dor e, assim, ao somar todas as etapas depois de algum tempo, temos a chance de ter o gesto completo e com menos desconforto que outrora.

Portanto, veja só: a proposta é encontrarmos amplitudes (o tanto que se consegue movimentar ou sustentar o corpo) livres da dor ou com menos dor, e a partir daí repetirmos esses movimentos de maneira seriada. Com isso, transformamos os movimentos possíveis em exercícios físicos.

Algo como movimentar de modo isolado (somente pescoço ou somente joelho, por exemplo) e voluntário (por você mesmo, sem ajuda externa) a região que dói com movimentos curtos, sem chegar aos limites máximos de antes (por enquanto, vamos aos poucos). E sem colocar nenhuma sobrecarga a mais, somente o peso do corpo atuando durante o movimento. Movimente-se por um minuto.

Rogério, um minuto foi muito pra mim. Doeu.

Então movimente-se por trinta segundos.

Rogério, trinta segundos ainda foi muito.

Movimente-se, então, por vinte segundos... dez. Não importa. O importante é **encontrarmos um ponto de partida livre da dor ou com menos dor, tanto na quantidade de movimento quanto no tempo que se consegue movimentar,** para que a partir daí possamos repetir, repetir e repetir, até que consigamos evoluir para mais tempo e, depois, para um movimento mais longo.

Repita esse movimento cinco vezes de quantos segundos conseguir. Por exemplo, se consegue movimentar o joelho dobrando-o até a posição sentado por um minuto, então faça este movimento de um minuto cinco vezes. Faça isso duas vezes ao dia.

Por quanto tempo eu devo fazer esse exercício? Faça desse modo por uma semana. Se a dor diminuiu, podemos partir para um tempo maior de repetição ou aumentar um pouco o quanto o joelho dobra. Caso tente evoluir o tamanho do movimento, mas apareça um desconforto que não era percebido no modo anterior, então troque pelo incremento no tempo de execução. Semana a semana vamos progredindo, tateando a evolução pelo tempo que consegue realizar repetidamente a tarefa e a progressão no tamanho do movimento.

Reflita sobre qualquer parte do corpo que doa para realizar a proposta. Se no pescoço: movimentar para os lados ou para cima e para baixo, ombros, tornozelos, coluna. Entenda qual movimento é doloroso, encontre um tamanho de movimento que consiga ser repetido sistematicamente e comece por ele.

Tão importante quanto realizar essas propostas é acompanhar o progresso (ou não) e decidir-se pela ajuda especializada. É desse quarto passo que falaremos no próximo capítulo!

Nunca atingiremos metas que rompam com nosso padrão físico e mental atual sem algum nível de perturbação, de desassossego. A perturbação é o caminho para elevar o nível. Não se atravessa uma fronteira sem que cheguemos até a borda. E essa trincheira é o ponto em que estamos menos adaptados. Se paramos antes dela, estamos menos cansados. Mas, ao avançarmos, estamos caminhando para ir além. Se esse avanço for paulatino, controlado, bem pensado, a chance de sucesso se torna cada vez mais palpável. Pense e avance!

7 | ACOMPANHANDO OS RESULTADOS

Aqui chegamos ao passo quatro da proposta, que é acompanhar os resultados para verificar se conseguimos minimizar/reverter o quadro. Caso isso não aconteça, neste ponto procuraremos uma opinião especializada.

Se você chegou até o passo três é porque sua dor não se enquadrou naquelas que precisariam de uma atenção médica e fisioterapêutica imediata e, muito provavelmente (como na maioria delas), sua dor tem grandes chances de não representar algo grave no corpo. E aqui quero lhe esclarecer um ponto muito importante:

Quando não há nada grave em nossa estrutura biológica que esteja "rasgado, fraturado ou crescendo indiscriminadamente", de progressão não fatal,[1] como lesões importantes nos tecidos corporais, fraturas ou a disseminação de uma infecção ou um tumor, com o passar das semanas a tendência de nossa queixa dolorosa, que começou intensa, é diminuir ou controlar.

Pense comigo: se a ciência nos aponta que na média, para maioria das pessoas, não há eventos graves ocorrendo no corpo em um quadro doloroso, quer dizer que elas têm muita chance de melhorar naturalmente (tendo ou não possível lesão). Esta melhora natural é explicada pelas ciências médicas por meio de dois fenômenos descritos estatísticamente em pesquisas de ponta. Um deles é a **história natural da moléstia** (no caso, a dor), que tende (sempre ressalvando: para a maioria dos casos) a ser não-fatal, apesar da morbidade, apresentando uma tendência de **regredir os sintomas para a média** das outras pessoas que também foram acometidas por dores. Ou seja, a ciência aponta que a maioria dos casos de dor lombar são resolvidas espontaneamente ou com a necessidade de intervenção específica profissional. Assim, a tendência é a dor que surge regrida para dentro desse perfil de progressão. É como se fossemos contar a história natural de ganharmos na loteria: a tendência é não ganharmos, por isso, quando os números começam a ser sorteador e acertamos um... dois... três deles de seis, a tendência é que, ao saírem os próximos números, temos mais chance de não ganhar do que de ganhar. O mesmo vale para a dor. Apesar dela, a chance é que regrida, tendo em vista que a maioria dos casos segue nesse sentido.

A história natural de moléstia e a regressão à média são nomes dados a fenômenos comuns que ocorrem nas doenças, lesões ou desordens, cada um desses a sua maneira, dependendo do que se observa no conjunto de pessoas que têm determinado problema. No caso das dores, se a dor inicial, seja aguda ou crônica, for uma dor intensa, a média dos casos acompanhados é de que se resolvam naturalmente, não importando o tempo para se chegar até isso. Então, a regressão para a média, nesse caso, significa que a dor tende a diminuir em semanas, se porventura não imputemos em seu contexto outros fatores que a mantenham alta, como repouso excessivo ou desuso do corpo nas tarefas.

Se agirmos corretamente, a tendência é a dor diminuir, ou ao menos se ter um controle sobre ela. E isso vai de encontro também com a história natural dessa moléstia, que aponta, como já dito, ao fato de que, por ser uma dor extremamente prevalente na população, 95% dos casos não são graves.[2] Assim, há grandes chances de que, se ajudarmos com as etapas antes citadas, podemos facilitar sua história natural e regressão.

Minha sugestão é para você acompanhar seus resultados ao longo de seis semanas, desde que siga as orientações que transcrevi acima para você.

Por que seis semanas, Rogério?

Este é um período comum da história natural da moléstia dolorosa para que apareça em nosso corpo a dor lombar. Por ser a mais frequente, vamos pautar por ela e a partir daí conseguiremos ser o mais assertivos possíveis para essa dor principal, bem como ficaremos próximos do tempo da história natural de acomodação dos sintomas de outras tantas desordens que podem acometer nosso aparelho locomotor com a dor.

Ao longo dessas seis semanas eu proponho que faça algumas outras tarefas com o objetivo de acompanhar, de fazer a gestão de sua vida física. São estas:

- » **Documentar e detalhar o que ainda consegue desempenhar com o uso do corpo;**
- » **Destacar tarefas que o fazem sentir-se melhor/revigorado(a);**
- » **Prescrever minimetas de interação com o ambiente a cumprir no dia;**
- » **Escrever um diário dos ganhos físicos.**

Você está no controle. Você é o responsável primário por entender e gerenciar o que acontece contigo sem a necessidade de repassar essa responsabilidade a terceiros. Você já faz esse gerenciamento com outros tipos de sofrimentos que já está acostumada a passar e o faz de maneira "automática e inconsciente", como salientamos no início desta obra. Nessa dor que você não possui ainda o recurso automatizado, aqui estou para ajudá-lo a condicionar um enfrentamento e o gerenciar com a mesma eficiência de outros sofrimentos que passaram por você ao longo da vida. À vista disso, será preciso você se engajar no processo e coletar dados para que, olhando para as anotações de como está evoluindo, sua parte racional possa suplantar a parte emocional que vai resistir em entender que não há perigo na maioria dos casos. Logo, auxilie de maneira implacável o processo de entendimento!

São apenas essas quatro tarefas, realizadas por meio da habilidade da escrita ou gravando seus depoimentos em áudio para que acompanhe cada dia das seis semanas. Acha cansativo ou chato fazer isso? Ok. Então fique com suas dores e facilite que ela não cesse. Quer enfrentá-la? Então aceite a responsabilidade.

DOCUMENTAR E DETALHAR O QUE AINDA CONSEGUE DESEMPENHAR COM O USO DO CORPO

Um caderno deve ser seu companheiro. Nele, anote as tarefas de sua rotina diária que ainda consegue desempenhar e como as desempenha no momento, se parcial ou totalmente livre, dividindo-as em conjuntos:

- » Tarefas domésticas;
- » Tarefas pessoais (higiene, vestimenta);
- » Trabalho;
- » Interações sociais obrigatórias (ir ao mercado ou ao banco);
- » Lazer.

Um ponto importante que vamos documentar é uma escala que a ciência testou e nos propõe como ferramenta de gerenciamento.[3] Vamos dar uma nota de zero a dez para cada uma das tarefas documentadas.

ZERO: não consegue realizar a tarefa, o que não é o caso. Vamos focar em dar atenção primeiramente a tudo o que você consegue realizar mesmo que parcialmente e, portanto, começaremos a pontuar a partir da nota UM.

DEZ: consegue realizar a tarefa igual a como fazia antes da dor aparecer.

Vou dar um exemplo de como raciocinar sobre essa pontuação. Imagine uma pessoa que, com dores no ombro, passou a ter dificuldades para pentear o cabelo, pois a dor aparece quando ela levanta o braço acima da cabeça, posição necessária para esse ato. Ela não faz a tarefa como antes da dor, pois, obviamente, agora dói. Só que, ao contrário de desistir, ela continua a pentear o cabelo da maneira como é possível: consegue pentear bem a parte lateral e posterior da cabeça, mas não o topo, e ainda precisa dobrar o pescoço para baixo e facilitar o acesso da mão à cabeça. Assim, a nota dez para essa tarefa seria pentear toda a cabeça, porém, mesmo com a adaptação de abaixar a cabeça, ela cumpre dois terços da função. Talvez para essa tarefa à maneira como está agora, a nota entre seis e sete poderia refletir bem a capacidade do momento. Ou seja, a nota dada é referente à capacidade atual de realizar as tarefas. E vamos acompanhar essas notas ao longo das seis semanas para entender a evolução ou, no caso de elas diminuírem, saber exatamente em qual momento isso aconteceu para podermos mapear mais claramente o que houve no contexto de vida que possa ter influenciado.

Dessa maneira, vamos anotar no caderno as tarefas de cada conjunto que ainda é possível realizar, em que ponto elas estão e usar como linha de base a "anotação um", a primeira que fizer sobre as tarefas, para que seja o guia. A cada dia ou conjunto de dias que você se sentir confortável, você irá se expor mais a cada uma dessas tarefas, pouco a pouco, para reprogramar a capacidade das estruturas em resistir e, com isso, criar novas imagens cerebrais do movimento, tentando se aproximar do que era antes da dor.

Ainda no exemplo do cabelo: pentear a parte posterior e as laterais da cabeça ao flexionar o pescoço/abaixar a cabeça foi documentado como a primeira anotação. Pois agora vamos manter a capacidade nesse nível mínimo por alguns dias (pode ser tentado progredir de semana a semana) e, após isso, tentar realizar a mesma tarefa de pentear a parte posterior e as laterais, mas com menos flexão da cabeça. Já seria uma evolução, uma capacidade aprimorada se conseguíssemos. Não conseguiu evoluir após esses dias? Não tem problema. A evolução é pautada em "exposição e resposta", já que as dores dependem de diversos fatores para aparecer, então temos que expor e avaliar a resposta do corpo. Expôs e ficou tudo bem? Ok, mantenha por mais alguns dias o novo nível da capacidade em sua rotina. Expôs a um nível mais aprimorado que o anterior e teve algum desconforto superior ao que estava tendo antes? Sinal de que o período que ficou no nível anterior não foi o suficiente. Precisa de mais tempo. Então sem problemas, mantenha o que já fazia e dê mais alguns dias até tentar evoluir na capacidade.

Desse modo, vamos acompanhando as capacidades que ainda consegue realizar, evoluindo-as ao longo dos dias. E saiba que: aprimorar as capacidades que ainda consegue estimula seu corpo a recuperar as que foram perdidas, pois ele vai ganhando cada vez mais confiança, você vai ficando mais encorajada, e o medo passa aos poucos a ser controlado por você. Com a racionalidade controlando a emoção.

Partiremos para fazer isso em cada um dos conjuntos anteriormente citados, nas tarefas presentes em sua interação com o mundo para cada um deles. Vou deixar aqui alguns exemplos das tarefas de cada conjunto para você entender quais buscar em sua rotina que ainda tenha capacidade de realizar, mesmo que apenas uma fração do que era antes. É melhor assim do que não fazê-las e definhar sua habilidade e aptidão física.

- » **Tarefas domésticas:** lavar pratos, guardar utensílios nos armários acima da cabeça, abaixar para guardar algo em armários abaixo da linha da cintura, cozinhar;
- » **Tarefas pessoais:** sentar, levantar, agachar, caminhar, fazer a higiene bucal, tomar banho (lavar pés, lavar cabelo), limpar-se após usar o vaso sanitário, deitar para dormir, realizar o ato sexual;
- » **Trabalho:** sentar por tempo prolongado no trabalho, ficar de pé por tempo prolongado no trabalho, utilizar um instrumento específico de sua profissão;
- » **Interações sociais obrigatórias:** ir ao mercado, ir ao banco, dirigir o carro;
- » **Lazer:** praticar um esporte específico, sentar em um bar com amigos.

Além de outras tantas tarefas que com certeza, apesar da dor, você tem ainda alguma capacidade de realizar – e deve realizá-las! Refletindo sobre se *vai ao banco e consegue ficar lá de pé pelo mesmo tempo aguardando ser atendido ou agora precisa sentar-se?* Dando as notas para suas capacidades remanescentes vamos pouco a pouco reaprimorá-las.

DESTACAR TAREFAS QUE O FAZEM SENTIR-SE MELHOR/REVIGORADO(A)

Após documentar as tarefas que ainda podem ser realizadas apesar da dor, para que você controle o medo e não o deixe tomar conta como protagonista de sua vida, impedindo que realize as interações que ainda consegue, agora vamos pegar uma outra folha do caderno e anotar as tarefas que você destaca como as que lhe fazem se sentir melhor. Não importa o que seja, nem que sejam tarefas que nem utilize aquela área do corpo que dói. O importa é destacarmos tarefas ou momentos de sua vida que, quando acontecem, o fazem sentir-se melhor, satisfeito, feliz, quem sabe. Desde ouvir um disco de vinil, passando por brincar com os filhos, até aquela cervejinha com os amigos, sentar para ler, um contato íntimo com alguém especial...

Destaque quais tarefas fazem você sentir-se bem e com disposição e vamos impor que ao menos uma delas seja realizada a cada dia, ou toda vez que aquela tarefa for possível, que seja feita.

A dor toma conta de nossa atenção, e pincelar nossa rotina com bons momentos é fundamental para colocar o desconforto em segundo plano em nossa consciência.

PRESCREVER MINI METAS DE INTERAÇÃO COM O AMBIENTE A CUMPRIR NO DIA

A dor (e ainda mais a dor que persiste) tem um componente que se relaciona com os pensamentos. Podemos passar a gravitar em pensamentos pessimistas de que aquilo nunca vai melhorar e estagnarmos no tempo as nossas interações com o mundo, e até mesmo nossa evolução no trabalho, nos estudos, no romance, em tudo. Por isso, é necessário traçarmos metas, ou melhor, mini metas, para que possamos cumpri-las. Por isso mini: para que o êxito na meta seja o mais certeiro possível, não vamos nos cobrar demais, só um pouquinho por vez. Como dizia o poeta, "um passo à frente e você já não está mais no mesmo lugar". Diariamente ou semanalmente, como preferir, essas mini metas devem ser traçadas e cumpridas, para depois dar lugar a novas metas.

Perceba que as mini metas se associam em muito com as duas documentações anteriores que lhe sugeri fazer. As tarefas que ainda consegue cumprir e aquelas que lhe fazem sentir-se melhor foram expostas. Agora, a partir delas, trace suas mini metas, ou seja, trace um plano de como cumpri-las. Além disso, destaque outras metas gerais, como voltar a trabalhar, dar atenção aos filhos ou aos estudos. Trace-as e corra atrás delas com fervor.

ESCREVER UM DIÁRIO DOS GANHOS FÍSICOS

Até o momento nós documentamos o que ainda consegue fazer com o corpo, destacamos as tarefas que o fazem sentir-se melhor, e traçamos mini metas. Agora, vamos passar a documentar como está sendo seu dia como um todo.

O diário é de ganhos, não para ser um lamento de suas dores. Sim, elas estão presentes, mas vamos então focar no que queremos ver acontecendo, a despeito das dores. Anote como foi seu dia. O que fez, para onde foi, qual é sua sensação percebida por usar seu corpo, como foi realizar o que achava que não conseguiria. Anote aqui seus desejos, dê uma lição de moral a você mesmo. É o momento de seu eu racional dizer na cara do seu eu emocional, que está poluído de desconforto, como foi seu dia com um olhar menos cinza. Você está vivo! Faça valer a pena. Eu odeio clichês – e, poxa, não é o caso –, mas você poderia estar à beira da morte, por isso vai desistir e perder os

Acompanhando os resultados | **115**

poucos dias que ainda tem? Vibre com a possibilidade de ainda poder enfrentar! Levante a cabeça e siga.

Passamos algumas páginas aqui refletindo juntos sobre estratégias de como aprimorar sua capacidade de resistir à dor que insiste em persistir. Agora, eu vou focar em ajudar com uma em especial, a dor lombar. Se você é um profissional de saúde que trata pacientes dolorosos, essa é para ser uma fonte a mais de informação para participar de seu tratamento e, com uma visão externa aqui explanada, dar sustentação ao que apresenta na clínica. Se você é quem convive com a dor, aqui é o início de sua batalha que sempre começa com o entendimento e com um primeiro passo firme e afirmativo. Que aqui seja seu pontapé para a virada rumo ao olhar concreto sobre o que você tem e como interferir para a remissão.

Sejamos propositivos com nosso corpo apesar de uma dor. E não apenas restritivos. Precisamos entender que, não importa o que esteja acontecendo, é necessário encontrar um modo de seguir adiante, da maneira como der para aquele momento, mas seguir. Desistir deve deixar de ser uma opção, precisamos fadar nosso ser ao enfrentamento. Enfrentar é prosseguir apesar do problema. Você pode ter uma bola de ferro atrelada a seu tornozelo e simplesmente deixar de ir. Ou pode treinar a pegá-la pelas mãos e avançar.

8 | UM CASO COMUM: A DOR LOMBAR

No guia de autocuidados gerais você conseguiu ter uma noção se sua dor precisa imediatamente de um balizamento profissional ou se é possível aguardar alguns dias – assim como aguardamos quando temos uma dor de cabeça, por exemplo, sem a sanha de irmos imediatamente ao médico. E todas aquelas proposições também servem e devem ser realizadas por quem tem dor lombar.

Contudo, como a dor lombar é a desordem mais comum, vou colocar outras propostas extras de atividades/exercícios como sugestões para serem realizadas por seis semanas. Dessa maneira, você mesma possa cuidar de si quando a dor não necessitar de cuidados profissionais.

Este é o ponto que venho destacando de diferentes maneiras ao longo do livro e aqui reforço novamente, pois é fundamental o seu entendimento para as dores que são relacionadas aos movimentos e à sustentação do corpo. Em termos técnicos, para dores musculoesqueléticas: o fato de doer não quer dizer que necessita de ajuda profissional.

Esse é o ponto cabal!

A ajuda profissional tem que vir quando algo foge de sua capacidade de se autoajudar, quando necessita interromper algo que ameaça suas funções vitais ou quando o autocuidado falhou.

Entendeu?

A partir de agora, quero lhe repassar um guia para cuidar da dor lombar, aquela que citei para você neste livro nomeando-a "inespecífica", cuja gênese não se encontra na estrutura do corpo; mesmo que haja alterações do padrão comum dos tecidos, como protrusões ou hérnias discais; mas que não estão promovendo alterações importantes nos tecidos nervosos, como formigamento ao longo da perna e perda progressiva da força de um ou dois membros inferiores. Ou, mesmo que você ainda não saiba o que acontece nos tecidos de seu corpo pela dor ter acabado de se iniciar, segundo o conhecimento que você agora adquiriu com o guia de autocuidados gerais, percebe que pode aguardar algumas semanas seguindo seus autocuidados para depois avaliar se progrediu positivamente ou não, e aí sim procurar uma ajuda profissional para o entendimento sobre o que se passa, mantendo o otimismo pautado nos dados que mostram que a esmagadora maioria das dores não são sintomas de um evento grave ocorrendo no corpo. Até aquelas pessoas que têm os sinais de alterações nervosas em virtude de alterações estruturais e estão em curso com outros tratamentos, como o medicamentoso, podem também se beneficiar dessas sugestões que repassarei, pois serão uma preparação para o início de sua resistência ao desconforto.

Quero que acrescente às recomendações de cuidados gerais outras que lhe repassarei, enumeradas a seguir.

1. Documente quais movimentos específicos da coluna você consegue realizar e quais não consegue ou tem dificuldade:
    a. Abaixar o tronco para a frente com as pernas esticadas;
    b. Abaixar o tronco para a frente partindo da posição sentada;
    c. Agachar de cócoras (joelhos dobrados o máximo possível, levando você bem próximo ao chão);
    d. Rodar o tronco para o lado esquerdo em pé;
    e. Rodar o tronco para o lado esquerdo em posição sentada;
    f. Rodar o tronco para o lado direito em pé;
    g. Rodar o tronco para o lado direito em posição sentada;
    h. Inclinar o tronco para o lado esquerdo de pé com as pernas esticadas, como se quisesse coçar a lateral do joelho esquerdo;
    i. Inclinar o tronco para o lado direito de pé com as pernas esticadas, como se quisesse coçar a lateral do joelho direito;
    j. Esticar o tronco para trás, como se quisesse olhar para cima e para trás, como um espreguiçar em pé.

Quero que anote todas essas tarefas, tente realizá-las e anote para cada uma se consegue, se não consegue ou se consegue realizar parcialmente (ou adaptando-a). Para esta última, por exemplo: "Não realizo o agachamento até a posição de cócoras, mas consigo agachar até pouco mais que a posição sentada".

Com isso, mapeamos os movimentos da coluna.

Reitero: documente tudo o que foi exposto a você no guia dos autocuidados gerais para entender suas tarefas de interação com o ambiente que envolvem a coluna. Aqui mapeamos especificamente os movimentos da coluna.

A proposta que quero fazer a você é de não focar apenas nos movimentos que você apresentou dificuldades nos itens enumerados acima. Vamos abordar um conjunto de exercícios que contemplem a mobilidade geral da coluna e os estímulos aos músculos que precisem "entender" por meio da repetição quando devem contrair e quando devem relaxar (e não se manter hiperativos, como acontece nas dores lombares), e que isso auxilie também no medo que agora domina o ato de movimentar a região que dói. Até quando há algo grave na coluna (a minoria da minoria dos casos), o movimento não vai ajudar a crescer o problema, exceto nos casos de fratura da coluna nas porções das vértebras conectadas à medula espinhal – mas esses casos são principalmente oriundos de traumas de alta energia que já levarão as pessoas diretamente ao pronto atendimento de saúde. Assim, você deve conseguir se movimentar minimamente para manter sua vida. Além dos exercícios com foco em distensionar essas estruturas, vamos dar espaço para a melhora da habilidade de musculaturas que são essenciais para ajudarmos a incrementar a habilidade da coluna vertebral, bem como a exposição paulatina a algumas tarefas que você tem medo de realizar no dia a dia (que não faz, ou faz com medo de que a dor surja) e também repetir certas tarefas que ainda consegue realizar apesar da dor para consolidá-las e expor as situações que lhe dão prazer/conforto e o fazem sentir-se bem, independentemente se tem dor ou não.

Separemos todas as proposições físicas para serem realizadas em blocos semanais, da semana 1 à semana 6.

Atingindo a semana 6 não quer dizer que você deva parar de fazê--los. O fim dela é um marco para entendermos se conseguimos evoluir em suas funções corporais e na intensidade da dor. Mas você pode continuar as tarefas pelo tempo que julgá-las necessárias, evoluindo-as

A ajuda profissional precisa vir quando algo foge de sua capacidade de se autoajudar, quando necessita interromper algo que ameaça suas funções vitais ou quando o autocuidado falhou.

semana a semana para níveis superiores de complexidade pouco a pouco. E aqui nesse ponto, em que cito que pretendemos acompanhar as funções corporais do seu aparelho locomotor e a intensidade de sua dor, cabe uma outra ressalva muito importante: tire da ideia o foco principal como sendo a remissão da dor. Não é assim que você irá vencê-la.

O seu foco principal deve ser a cada dia ou semana **conseguir aprimorar sua capacidade de interagir com o ambiente, de usar seu corpo, e a parte acometida pela dor**.

Foque nisso. Pois quando conseguimos aprimorar e realizar as tarefas com mais habilidade, quando conseguimos manter você usando o corpo por mais tempo sem progredir a dor, isso já é uma vitória, já é um super objetivo alcançado! Pense bem: você estava pessimista, com medo, e agora consegue usar o corpo melhor que antes, não deixou a dor evoluir. Você domina a dor, não é ela que domina você, deixando-o cada vez mais prostrado. Foque nisso e verá como o restante vem com o tempo.

Dividiremos as semanas em:

SEMANA 1: inicia-se com exercícios focados no relaxamento/distensionamento da região da coluna lombar e mobilidade (RELAX), e exposição e repetição das habilidades residuais (HAB-RES).

SEMANA 2: inserção de exercícios para músculos-chave (MUS-CH).

SEMANA 3: inserção e evolução das tarefas que tem temor/medo de realizar (TAR-TEM), seguindo essa disposição de proposições ao longo das semanas até a última.

SEMANAS 1 A 6: cumprimento de tarefas que fazem sentir-se melhor/revigorado(a) (TAR-REVIG).

NOTA 1: Depois que uma proposição começa a ser realizada, essa não deixa de ser feita até o fim da semana 6. Na verdade, vamos acrescentando habilidades até ocupar todos os dias da semana, acomodando as tarefas nos dias.

NOTA 2: Para entender o que são os músculos-chave para apoio do movimento da coluna, quero deixar aqui documentado um pouco de física, mas fique tranquilo, vou explanar da maneira mais simples possível. Para nos sustentarmos na posição sentada ou de pé, para interagirmos com nossos gestos, as estruturas do corpo trabalham sincronizando suas funções para que tudo flua como deve ser e assim não despenquemos o tronco para o chão. Para que isso aconteça precisamos agir contra a gravidade, o que faz com que o ponto médio em nosso corpo desse controle da gravidade seja próximo à região de nossa coluna lombar. Para ajudar no controle das energias que atuam nesse ponto médio, nós devemos, então, tentar dar mais habilidade para músculos próximos ao local, como os músculos de nossa pelve (nossa bacia), das coxas e das pernas, para que essas energias se dissipem por músculos mais fortes e estruturas com mobilidade adequada para tal. Por isso, vou propor exercícios para tentar melhorar a habilidade desses músculos e a mobilidade das estruturas onde eles estão.

NOTA 3: Para que as tarefas das semanas 4 a 6 ocorra, será preciso que você abra em seu caderno uma sessão para documentação das **tarefas temidas, aquelas que você faz com medo de que doa.** Os movimentos isolados que solicitei anteriormente que você mapeasse, logo no início desse guia do autocuidado lombar, fazem parte dessas tarefas temidas/dolorosas.

NOTA 4: Você já documentou no **guia de autocuidados gerais** as tarefas que o fazem sentir-se melhor. Espalhe essas tarefas para, no mínimo, serem realizadas nos dias correspondentes.

NOTA 5: As proposições passam a ser cumulativas a partir da semana 4. Ou seja, caso um dos conjuntos de tarefas e exercícios sejam novos para a semana corrente, os da semana anterior devem ser realizados juntos a eles, exceto na primeira semana. Por exemplo: a semana 2 terá os exercícios e tarefas propostos para essa semana mais os exercícios da semana 1 que não estão programados para serem repetidos.

A seguir apresento uma tabela que resume uma sugestão de como organizar cada uma das propostas das semanas:

	SEGUNDA-FEIRA	TERÇA-FEIRA	QUARTA-FEIRA	QUINTA-FEIRA	SEXTA-FEIRA	SÁBADO	DOMINGO
SEMANA 1	RELAX / HAB-RES	TAR-REVIG	RELAX / HAB-RES	TAR-REVIG	RELAX / HAB-RES	TAR-REVIG	TAR-REVIG
SEMANA 2	MUS-CHAV	RELAX / HAB-RES	MUS-CHAV	RELAX / HAB-RES	TAR-REVIG	TAR-REVIG	TAR-REVIG
SEMANA 3	MUS-CHAV	RELAX / HAB-RES	MUS-CHAV	RELAX / HAB-RES	TAR-TEM	TAR-REVIG	TAR-REVIG
SEMANA 4	MUS-CHAV	RELAX / HAB-RES	MUS-CHAV	RELAX / HAB-RES	TAR-TEM	TAR-REVIG	TAR-REVIG
SEMANA 5	MUS-CHAV	TAR-TEM	RELAX / HAB-RES	MUS-CHAV	TAR-TEM	TAR-REVIG	TAR-REVIG
SEMANA 6	MUS-CHAV	TAR-TEM	RELAX / HAB-RES	MUS-CHAV	TAR-TEM	TAR-REVIG	TAR-REVIG

Todos os dias, manter as rotinas de interação que foram documentadas e que você ainda tem capacidade de realizar, mesmo que adaptadas, anotadas no **guia de autocuidados gerais**.

RELAX: exercícios com foco no relaxamento e na mobilidade;

HAB-RES: exposição e repetição das habilidades residuais;

TAR-REVIG: exposição a tarefas que o fazem sentir-se melhor/revigorado(a);

MUS-CHAV: inserção de exercícios para músculos-chave;

TAR-TEM: inserção e evolução das tarefas que causam temor/medo de realizar.

A seguir, apresento a lista detalhada das tarefas e dos exercícios de relaxamento/distencionamento da região lombar e o treino das musculaturas-chave. Todas essas estão detalhadas em um suplemento digital on-line que preparei para você com explicações bem simples de como realizar cada uma. Ademais, nesse suplemento eu explico a você sobre como expor-se pouco a pouco às tarefas temidas e como raciocinar para ter facilidade de criar suas estratégias de exposição ao medo de movimentar, independentemente de qual seja a tarefa que lhe cause temor de realizar com uso da parte de seu corpo que dói. Um QR code está disponibilizado ao final desta seção e basta apontar a câmera de seu smartphone para ele que terá acesso ao site onde o conteúdo digital está disponível.

Tempo de exposição a cada tarefa

Para cada uma das proposições, exceto a exposição a tarefas revigorantes (faça esta pelo tempo e pela maneira de costume), sugiro que façamos a exposição a elas marcando tempo. Tente realizar cada uma das propostas por trinta segundos, repetindo este tempo cinco vezes, com um breve intervalo de descanso entre elas. Se trinta segundos foi muito fácil de realizar em sua percepção, então passe para um minuto cada. Se um minuto foi exagerado e desconfortável, adeque entre trinta segundos e um minuto. E até mesmo se trinta segundos for demais para o início, comece então com quinze segundos para cada proposição, repetindo o movimento ou a tarefa dentro desse tempo. O importante é ser exposto e repetido dentro de um tempo estipulado.

Para auxiliar na execução dos exercícios, acesse o suplemento digital preparado exclusivamente para você, leitor(a). Aponte a câmera de seu celular para o QR code ao lado ou acesse www.rogerioliporaci.com.br

SEMANA 1

Exercícios com foco no relaxamento/ distensionamento da região da coluna lombar e mobilidade (RELAX)

Posição deitada com costas apoiadas no solo

1. "Abraço" da perna (uma por vez)

Deite em uma superfície plana de barriga para cima com as pernas esticadas e dobre joelho e quadril de um dos lados, trazendo a perna para junto de seu tronco e abraçando-a. Segure por alguns segundos e volte a esticar essa perna para fazer o mesmo com a outra.

2. Alcance lateral com a perna estendida

Deite em uma superfície plana de barriga para cima com as pernas esticadas e erga uma das pernas para cima mantendo o joelho esticado. A perna vai parar com o pé ao alto paralela à barriga. A partir dessa posição, jogue-a para o lado interno, rolando-a como se fosse um movimento de "limpador de para-brisas de carro". Faça com ambas as pernas.

3. Segurando uma das pernas pela coxa e esticando o joelho

Deite em uma superfície plana de barriga para cima com as pernas esticadas e dobre uma das pernas, imitando com ela uma posição de "sentado". Erga suas mãos e segure essa perna pela coxa (como se quisesse travar para ela não descer mais em direção ao solo), deixando a perna livre do joelho pra baixo para se movimentar no ar. A partir dessa posição, movimente o joelho esticando a perna até sentir o alongamento na parte de trás e mantenha-a um pouco esticada, depois relaxe ao dobrar de novo o joelho. Repita para cada perna o tempo que estipulamos antes pra que este movimento seja realizado várias vezes.

Posição de "quatro apoios" no solo (de joelhos, com as mãos apoiadas no solo e cotovelos esticados)

4. "Camelo" ou "corcova"

Na posição de quatro apoios em uma superfície plana, com os joelhos paralelos apoiados no chão e os braços esticados com as mãos apoiadas no chão, como se estivesse imitando uma mesa (as costas paralelas ao solo, como o tampo dessa mesa). A partir dessa posição você vai simular um "gato arrepiado", movimentando seu tronco para formar uma corcova nas costas e relaxando. Faça a corcova, depois relaxe. Repita esses movimentos pelo tempo programado.

5. Rotação do tronco, porção superior com uso dos braços

Na posição de quatro apoios em uma superfície plana, com os joelhos paralelos apoiados no chão e os braços esticados com as mãos apoiadas no chão, como se estivesse imitando uma mesa (as costas paralelas ao solo, como o tampo dessa mesa). A partir dessa posição, retire uma das mãos que está apoiada no chão e coloque-a na nuca, como se fosse uma posição para "passar desodorante na axila". Dessa posição, rode o tronco para dentro, indo com o cotovelo rumo a debaixo de seu corpo, e "desenrole" a posição indo com o cotovelo para fora, como se quisesse torcer o corpo para o outro lado. Repita os movimentos pelo tempo programado.

6. "Cachorrinho fazendo xixi"

Na posição de quatro apoios em uma superfície plana, com os joelhos paralelos apoiados no chão e os braços esticados com as mãos apoiadas no chão, como se estivesse imitando uma mesa (as costas paralelas ao solo, como o tampo dessa mesa). É parecido com o exercício anterior, mas ao contrário de o movimento ser pela parte dos braços, este será feito pela perna. Imagine um cachorro fazendo xixi; ele está em quatro apoios e abre uma das pernas, rodando seu corpo para fora e mantendo-se em três apoios. Repita essa posição de abrir uma das pernas como um cão ao fazer xixi e voltar à posição inicial pelo tempo programado, fazendo em ambas as pernas, uma por vez.

7. "Superman" ou "perdigueiro" com encontro de joelho e cotovelo ao movimentar

Na posição de quatro apoios em uma superfície plana, com os joelhos paralelos apoiados no chão e os braços esticados com as mãos apoiadas no chão, como se estivesse imitando uma mesa (as costas paralelas ao solo, como o tampo dessa mesa). Dessa posição vamos esticar uma das pernas e também o braço contrário a esta perna (se esticarmos perna e braço do mesmo lado nós caímos). Assim, ficaremos em dois apoios no chão e uma perna e um braço esticados. A partir dessa posição, vamos encolher e esticar a perna e o braço que estão ao ar, trazendo-os ao mesmo tempo junto ao corpo e esticando-os novamente. Repita pelo tempo programado para braço esquerdo e perna direita esticadas, depois faça o mesmo com braço direito e perna esquerda esticados.

Exposição e repetição das habilidades residuais (HAB-RES)

Esta orientação vai lhe servir para todas as semanas, pois a proposta é que você repita muitas vezes as habilidades residuais para consolidarmos a imagem cerebral desses movimentos e tarefas que foram ameaçados e quase totalmente abalados pela presença da dor. Então siga da semana 1 à semana 6.

Aqui você vai dividir as habilidades que anotou no **guia dos autocuidados gerais** que ainda consegue realizar, pelos dias da semana correspondentes ao momento de realizar essa exposição. Pode ser o que chamamos de uma "capacidade", ou seja, o poder de executar uma tarefa total ou parcialmente do contexto ambiental, ou de funções simples do corpo, como sentar em um banco, agachar até a altura que conseguir para pegar algo ao solo, dobrar o tronco à frente com os joelhos esticados, caminhar acelerado etc. Divida as habilidades residuais em blocos que possam ser distribuídos de maneira igualitária para quantas habilidades serão exercitadas na quantidade de dias correspondente para essas tarefas na semana de interesse (se a semana tem dois dias dessa exposição e você destacou seis habilidades para realizar, então divida três para cada dia. Se for uma semana que tem três dias desta exposição, então faça duas habilidades por dia). A métrica será o tempo: realize cinco minutos para cada tarefa. Se necessitar, faça uma pause de alguns segundos a cada minuto.

Exposição a tarefas que o fazem sentir-se melhor/revigorado (TAR-REVIG)

Assim como a anterior, esta orientação vai lhe servir para todas as semanas, para que possamos povoar parte da rotina com a certeza de que terá momentos confortáveis, que te deixam satisfeito e confiante. Assim, siga da semana 1 à semana 6.

Espalhe as tarefas revigorantes de maneira uniforme, ou o mais próximo disso, ao longo dos dias da semana pertinentes a elas. Isso não quer dizer que não possa realizá-las em outros dias, mas sim que nesses dias ao menos elas devem ser realizadas. Se tabulou, por exemplo, seis tarefas revigorante que gosta de realizar, então faça uma a cada dia pertinente a ela por semana, ou duas tarefas a cada duas semanas. Distribua da maneira como preferir ao longo das semanas 1 a 6.

SEMANA 2

Inserção de exercícios para músculos-chave (MUS-CHAV)

Posição deitada com as costas apoiadas no solo

8. Elevação da pelve com as duas pernas apoiadas no solo
Deite em uma superfície plana de barriga para cima com as pernas esticadas. A partir dessa posição, dobre os joelhos para encostar a sola dos pés no chão (deitado com os joelhos dobrados). Quero que você, nem rápido e nem lento demais, vá subindo o bumbum do chão pela força aplicada nos pés, até que descole todo o glúteo do solo, ficando apoiado nos pés com os ombros no solo. Chamamos este exercício de "ponte". Quero que note que, ao elevar seu quadril para o alto nessa posição, quem ajuda a empurrá-lo para cima são os músculos do glúteo, que devem ser contraídos durante o movimento apertando um lado do bumbum contra o outro. Na descida desta posição/retorno do movimento ao solo, o glúteo relaxa. Repita pelo tempo programado.

9. Sustente uma das pernas no ar a meia altura e dobre e estique o joelho
Este é bem simples. Quero apenas que, partindo da posição deitada, em uma superfície plana e de barriga para cima com as pernas esticadas, você erga uma das pernas para o alto e dobre e estique o joelho repetidamente. Faça com as duas pernas pelo tempo programando.

Posição em pé

10. "Ameaça" de subir em um degrau com uma das pernas
Em pé, encontre um degrau e se posicione em frente a ele. Fixe um dos pés no degrau, enquanto o outro pé fica no solo abaixo. Transfira seu peso para o pé que está no degrau, como se tivesse iniciando uma

subida de escada, mas não conclua a subida, que seria trazer o pé que está atrás para cima do degrau também. Não precisa concluir. Quero apenas que faça essa "ameaça de subida", jogando o peso do corpo para o pé no degrau, iniciando a subida e descolando o pé que está embaixo no solo – mas antes deste ir para o degrau você retorna à posição inicial. Resumindo: com um pé fixo no degrau e um pé no chão, estique o joelho do pé do degrau subindo sem concluir a colocação do outro pé no degrau e já dobre o joelho novamente. Faça com os dois lados pelo tempo programando.

11. "Ameaça" de descer de um degrau com uma das pernas

É quase a mesma coisa do anterior, mas se posicionado em cima do degrau com os dois pés e o corpo direcionado para onde vai descer (é a descida de um degrau propriamente dita). Mantenha um pé fixo e desça o outro que, ao tocar o solo, já retorna de costas para o degrau de onde desceu. Faça com os dois lados pelo tempo programando.

Posição deitada de lado

12. Balançar da perna superior abrindo e fechando

Deitando de lado em uma superfície plana, estique uma perna para o lado, abrindo-a em direção ao alto até onde seu conforto ou desconforto permitir, e retorne-a para junto do corpo. Repita esse abrir e fechar pelo tempo programado para cada uma das pernas, trocando de posição lateral e deixando a perna que vai realizar o exercício para o lado de cima e a outra esticada embaixo, junto ao solo.

13. Abertura sustentada da perna superior e movimentos de dobrar e esticar joelho e quadril

Deitando de lado em uma superfície plana, estique uma perna para o lado, abrindo-a em direção ao alto até onde seu conforto ou desconforto permitir. Mantenha essa posição enquanto executa o dobrar e esticar do joelho pelo tempo programado. Mude de lado para fazer com a outra perna.

> Posição de "quatro apoios" no solo (de joelhos, com as mãos apoiadas no solo e cotovelos esticados)

14. Balançar de uma das pernas esticadas no ar para cima e para baixo com movimentos curtos

Na posição de quatro apoios em uma superfície plana, com os joelhos paralelos apoiados no chão e os braços esticados com as mãos apoiadas no chão, como se estivesse imitando uma mesa (as costas paralelas ao solo, como o tampo dessa mesa). Dessa posição, vamos esticar uma das pernas, ficando então com três apoios no solo (os dois braços e uma perna). A perna que está esticada quero que você movimente com repetições curtas e rápidas sem dobrar o joelho (como um bater de pernas ao nadar). Repita com cada uma das pernas pelo tempo programado.

15. Balançar de uma das pernas esticadas no ar para dentro e para fora com movimentos curtos

Muito parecido com o anterior quanto ao posicionamento, mas ao contrário de mexer a perna para cima e para baixo em movimentos curtos e rápidos, aqui você vai abri-la e fecha-la com o joelho esticado (afastando-a do corpo e reaproximando). Repita com cada uma das pernas pelo tempo programado.

Exercícios com foco no relaxamento/distensionamento da região da coluna lombar (RELAX)

Repetir os exercícios da semana 1 desse conjunto para consolidarmos os resultados.

Exposição a tarefas que fazem sentir-se melhor/revigorantes (TAR-REVIG)

Faça as tarefas revigorantes de acordo com a distribuição que melhor lhe agrada, como dito nesse tema na semana 1.

SEMANA 3

Inserção de exercícios para músculos-chave (MUS-CHAV)

Repetir os exercícios da semana 2 desse conjunto para consolidar os resultados.

Exercícios com foco no relaxamento/distensionamento da região da coluna lombar (RELAX)

Posição deitada com as costas apoiadas no solo

16. Rotação das pernas de um lado para o outro dispostas imitando a posição sentada

Deitando de barriga para cima, posicione as pernas no ar imitando uma posição de estar sentado numa cadeira (quadril dobrado e joelhos dobrados em ângulos retos). A partir dessa posição, desloque as duas pernas para um lado até tocar o solo, torcendo o tronco para um dos lados, depois volte à posição inicial e faça para o outro lado. Se não conseguir tocar o solo com as pernas ao rodar pelos seus encurtamentos musculares, sem problemas, vá até onde conseguir e fique realizando tais rotações de um lado para o outro pelo tempo programado.

Posição em pé

17. Subida de uma das pernas rumo à cintura mantendo o equilíbrio no outro lado

De aplicação simples, mas que envolve movimento e equilíbrio. Próximo a um aparato de apoio, como uma mesa ou cadeira, equilibre-se em uma das pernas (se preciso apoie levemente os braços no apoio, porém, vá tentando aos poucos firmar o equilíbrio sem apoio). Manteve-se em equilíbrio nessa posição? Então o próximo passo é: mova a perna que está livre no ar dobrando joelho e quadril, apontando o joelho para cima e esticando-o, como se estivesse aplicando uma "joelhada", mas mantendo o corpo sem apoios de braços (somente apoie se desequilibrar e imediatamente já tente soltar os apoios). Repita com cada uma das pernas pelo tempo programado.

18. "Cachorrinho" em pé

Similar à posição do "cachorrinho em quatro apoios" associado com o exercício 17, anterior. Da posição de pé, em equilíbrio com uma das pernas, faça a postura do "cachorro fazendo xixi", tentando manter-se equilibrado em uma das pernas enquanto realiza o movimento com a outra. Repita com cada uma das pernas pelo tempo programado.

Posição deitada de barriga para baixo

19. Esticar os braços descolando o peito do solo

Nós também chamamos esta posição de "paraquedas", pois imagine que ela simula a posição de quem está em queda livre ao saltar do avião com tal dispositivo: de barriga para baixo, com as pernas e braços esticados, "dobre" as costas para trás para descolar braços, peitoral, coxa e pernas do solo, e tente sustentar pelo tempo programado. Caso não consiga sustentar pelos segundos que deveria, não há problema, faça o quanto conseguir. Repita três vezes o tempo programado ou conseguido.

Inserção das tarefas que causam temor/medo de realizar ou que produzam dor e receio de fazê-las

A partir da terceira semana e seguindo na semana seguinte, iremos ter um dia dedicado à exposição às tarefas temidas, ou aquelas que sejam realmente o "calcanhar de Aquiles" da dor que sente. Por que eu as chamo de "tarefas temidas"? Porque geralmente é uma tarefa que foi o estopim do início da dor, ou aquela tarefa ou gesto corporal que começou a ser afetado pela dor e com o tempo a dor foi aumentando a ponto de fazer com que você até evite esses gestos e essas situações dolorosas, o que pode ser muito impactantes em sua rotina por também ser fonte de medo. Medo de se movimentar e pensar que vai doer novamente, ou medo de que a dor, se sentida repetidamente por realizar o gesto em questão, vai aumentar e aumentar até causar um dano maior nos tecidos do corpo. Mas agora, lendo esta obra, creio que você entendeu que a chance de haver algo grave que seja "piorado" pelo movimento é mínima. Assim, para diminuir o medo ou literalmente nos acostumar com a dor, precisamos conseguir fazer com que você seja exposto paulatinamente a essas tarefas temidas.

Paulatinamente. Essa é a palavra-chave. Paulatino é pouco a pouco. E ser paulatino neste caso não é somente ir aos poucos. O sentido da palavra vai um pouco além disso. Estamos falando também de ser paulatino com o medo. Encontrar tarefas que sejam "parecidas" com aquela que você faz e dói muito ou que nem mais realiza, para que você possa fazê-las e "destravar" o medo que polui a execução.

O medo é controlado com a repetição. Desde que você esteja no controle da situação.

E como estar no controle de qualquer situação gestual que possa lhe dar dor?

Primeiramente, o livro já tem a função de cumprir este papel: o da informação correta. Com esta leitura agora você sabe realmente o que se passa com você.

Segundo: refletir sobre a "desconstrução do gesto temido". O que quer dizer? Desconstruir aqui é no sentido de entender as fases do movimento e iniciar a exposição por uma dessas fases. Até que, com o passar das semanas, você esteja fazendo o gesto completo. Como ele foi repetido pouco a pouco, no entanto, temos chances reais de ele começar a ser realizado com menos desconforto.

Vou lhe dar alguns exemplos para que você consiga fazer o próprio "raciocínio desconstrutivo" de seus gestos temidos e possa executá-los com menos temor.

"Agachar": estamos falando basicamente de chegarmos próximos ao chão. Assim, o que compõe um agachamento, vamos pensar? Estamos em pé, o tronco vai sendo posicionado à frente do corpo, dobrando-o; simultaneamente estamos dobrando os joelhos para aproximá-los de nossa região abdominal, e quanto mais aproximamos mais estamos próximos ao chão, juntamente com o tornozelo dobrando o pé para cima cada vez mais.

Basicamente, esses gestos combinados compõem o agachamento. Conseguimos "desconstruir" o movimento, apresentando suas partes/fases.

O agachamento completo pode ser o gesto temido, que é até evitado. Mas será que somente o movimento feito pelo tronco, se feito isoladamente, seria evitado? Ou seria tão desconfortável quanto o todo? Talvez não. Talvez esse trecho do agachamento possa ser cumprido sem ou com menos desconforto. E, se ainda fizermos essa dobra do tronco, só que partindo da posição sentada, dando o conforto de estar com as pernas mais relaxadas? Percebe como seria a construção de uma estratégia para se expor a uma tarefa temida ou que produza o medo devido à convicção de que "se fizer, vai doer"?

Outro exemplo: "Sente dor no joelho ao subir um degrau". A tarefa temida é: subir degrau.

Uma sugestão para diminuir o medo é se expondo à tarefa de fazer a subida lateral de um degrau. Ao contrário de subir naturalmente, "de frente" para o degrau, muda-se a tarefa para ser realizada a subida com o degrau ao lado do corpo, abrindo a perna para alcançar o degrau e realizar a força de subida. Assim, tentamos "driblar" o medo e conseguir uma postura similar, mas realizada com menos temor podendo ser amplamente repetida para que possa ser refinada a ponto de evoluirmos depois para uma postura mais próxima daquela temerária. Assim, caso dê certo, podemos evoluir a tarefa para o degrau posicionado à frente, mas sem completar a subida, apenas fazendo o movimento até a metade, ameaçando subir e já retornando à posição inicial. E assim vamos caminhando ao longo das semanas para realizar a subida habitual do degrau, quem sabe com menos desconforto após semanas dessa exposição paulatina.

Repita a tarefa que escolheu para realizar nos mesmos moldes que as demais deste guia: trinta segundos de repetições dela ou cinco vezes pelo tempo que você estipulou.

Outros exemplos de como desconstruir o gesto temido e criar os exercícios estão no suplemento digital que você acessa no QR code já apresentado.

SEMANA 4

Inserção de exercícios para músculos-chave (MUS-CHAV)

Posição deitada com as costas apoiadas no solo

20. Elevação da pelve com uma perna apoiada no solo

Similar ao exercício 8 desta lista, a chamada "ponte"; todavia, agora com uma evolução. Uma das pernas apoiadas no solo com joelhos dobrados e a outra mantém-se esticada no alto. Faça a força na perna apoiada para descolar o bumbum do solo, fazendo a contração dos glúteos. Retorne à posição inicial relaxando a contração glútea. Repita com cada uma das pernas pelo tempo programado.

21. Sustenta as duas pernas no ar a meia altura e dobra e estica o joelho

Similar ao exercício 9 desta lista; todavia, também agora uma evolução. Deitado, erga juntas as duas pernas no ar e mantenha-as ali, sustentando-as, e comece a dobrar e esticar os joelhos. Repita pelo tempo programado.

Posição em pé

22. Subir em um degrau com uma das pernas

Posicione-se à frente de um degrau e já fixe um dos pés dele, com o outro no solo. Em velocidade maior que uma descida habitual (a que for seu limite pra se manter em equilíbrio), suba e desça do degrau quantas vezes conseguir pelo tempo programado. Faça também com a outra perna.

23. Descer de um degrau com uma das pernas

Agora, já em cima do degrau com as duas pernas, posicionado para descê-lo, faça a descida em velocidade maior que a habitual (a que for seu limite pra se manter em equilíbrio), desça e retorne para cima do degrau quantas vezes puder pelo tempo programado. Faça também com a outra perna.

Posição deitada de barriga para baixo

24. Paraquedas com movimento repetido

Similar ao exercício 19: de barriga para baixo, com as pernas e braços esticados, "dobre" as costas para trás para descolar braços, peitoral, coxa e pernas do solo, tente sustentar por um segundo e relaxe da posição, imediatamente repetindo-a e retornando à posição inicial sucessivamente, até o término do tempo programado. Repita três vezes.

Posição de "quatro apoios" no solo (de joelhos, com as mãos apoiadas no solo com cotovelos esticados)

25. Balançar de uma das pernas esticadas no ar para cima e para baixo com movimentos curtos associado ao balançar dos braços

Similar ao exercício 14; todavia, agora com um braço do outro lado também esticado à frente (se a perna esquerda estiver esticada, então o braço direito esticado, e vice-versa) e movimentos curtos e rápidos simultaneamente pelo tempo programado. Inverta as posições para o outro braço e perna e faça o mesmo exercício.

Exercícios com foco no relaxamento/distensionamento da região da coluna lombar (RELAX)

Repetir os exercícios da semana 3 deste conjunto para consolidarmos os resultados.

Inserção das tarefas que causam temor/medo de realizar ou que produzam dor e receio de fazê-las

Repetir as tarefas da semana anterior para consolidar os resultados.

Exposição a tarefas que o fazem sentir-se melhor/revigorado (TAR-REVIG)

Faça as tarefas revigorantes de acordo com a distribuição que melhor lhe agrada, como dito nesse tema na semana 1.

SEMANA 5

Inserção de exercícios para músculos-chave (MUS-CHAV)

Repetir os exercícios da semana 4 desse conjunto para consolidarmos os resultados.

Exercícios com foco no relaxamento/distensionamento da região da coluna lombar (RELAX)

Posição de joelhos ao solo

26. Deslocamento do tronco para a lateral sentado nos calcanhares

Posicione-se de joelhos no solo tentando "sentar sobre seus calcanhares". Desloque o tronco, torcendo-o para um dos lados, e retorne para a posição inicial. É uma sucessão de rotações para um dos lados, como se fossemos tentar "estalar a coluna". Sustente a posição para um dos lados pelo tempo programado e depois repita para o outro lado.

27. Um joelho no chão e outro lado com o pé no chão com rotação do tronco

Partindo da posição ajoelhado, retire um dos joelhos do solo e apoie o pé deste lado, como se fosse uma posição para iniciar o "ficar de pé". A partir daí, rode o tronco para um dos lados o máximo que puder e retorne à posição inicial. Repita pelo tempo programado e faça para o outro lado, trocando os apoios no solo.

Posição deitada com as costas apoiadas no solo

28. Puxada da perna pela coxa com a outra cruzada formando um número "4"

Deitando de barriga para cima, dobre os dois joelhos e apoie os pés no solo. A partir daí, coloque uma das pernas apoiadas sobre a outra em forma de quatro. Depois, puxe a coxa da perna que está no solo (a que não está na posição quatro) tentando aproximá-la de seu tronco para sentir um alongamento na parte posterior nos glúteos. Sustente pelo tempo programado e faça na outra perna.

Posição em pé

29. Abraçar uma perna por vez

Similar à tarefa número 17, mas agora vamos além. Próximo a um aparato de apoio, como uma mesa ou cadeira, equilibre-se em uma das pernas, erguendo a outra rumo à cintura. A perna que está subindo nós vamos "abraçar" por um segundo e depois soltar para que retorne ao solo. Repita a ação pelo tempo programado e replique com a outra perna também.

30. "Escorrer" a mão pela perna contrária, dobrando e rodando o tronco

De pé, coloque sua mão esquerda na coxa direita e desça a mão pela coxa rumo ao joelho enquanto seu tronco vai se dobrando à frente para que sua mão vá cumprindo o movimento até o joelho. Ao chegar lá, retorne à posição inicial e repita pelo tempo programado. Percebe que dá pra descer mais a mão dobrando mais o tronco? Tudo bem, faça até onde conseguir. Replique depois do outro lado.

Inserção das tarefas que causam temor/medo de realizar ou que produzam dor e receio de fazê-las

Repetir as tarefas da semana anterior para consolidar os resultados.

Exposição a tarefas que o fazem sentir-se melhor/revigorado (TAR-REVIG)

Faça as tarefas revigorantes de acordo com a distribuição que melhor lhe agrada, como dito nesse tema na semana 1.

SEMANA 6

Repita tudo o que foi feito na semana 5 para consolidar os resultados.

> **LEMBRANDO:** a cada semana que se passa os exercícios e as tarefas de RELAX, HAB-RES, MUS-CH e TAR-TEM são programados na disposição supracitada para serem mais complexos com o avançar das semanas. Ao mudar de uma semana para outra, a proposta é que no máximo seu desconforto se mantenha ao avançar ao próximo nível de exercícios ou tarefas. Caso haja um desconforto fora do padrão usual nessa transição, mantenha na semana que se inicia os exercícios e tarefas da semana anterior (e até pode cumprir sete semanas totais, ao contrário de seis semanas, já que ficou uma semana a mais em um mesmo nível). No caso da exposição às tarefas revigorantes nos dias que as cabem: serão escolhidas aquelas que você julgar as mais pertinentes, desde que cumpram os critérios de serem as que lhe deem conforto e bem-estar ao serem realizadas.

"Eu não consigo me agachar."
Fisicamente talvez até consiga.
Mas o medo, misturado com o pessimismo, efeito das vezes que tentou agachar anteriormente, e as orientações restritivas que a sociedade sugere a quem tem dor, frutificam essa incapacidade.

9 | A DOR É MULTIFATORIAL

Rogério, e se minha dor já se iniciou, já extrapolou o tempo que era para ela ter se resolvido, já fui em vários médicos e fisioterapeutas e ninguém conseguiu solucioná-la?

Escuto muito essa frase quando proponho tarefas físicas para estancar perdas motoras ou recuperar capacidades físicas. Mas note um detalhe importante nessa frase, algo que já discutimos sobre ao longo do livro e que pode passar despercebido: "...**ninguém** conseguiu resolvê-la".

Note a palavra "ninguém". Ela denota um pensamento muito comum, que devemos sempre reforçar tratar-se de um equívoco: a terceirização da resolução.

"Ninguém conseguiu resolvê-la". Mas a maioria das pessoas que procuraram ajuda não tinha este conhecimento que aqui estou a deixar para vocês. O entendimento sobre a dor que aqui está é algo que vem sendo muito estudado pelos melhores centros de pesquisa do mundo na área, mas as informações ainda não são de domínio público.

Perto da enorme quantidade de pessoas com dor a cada ano, sendo reféns de afastamentos da rotina de trabalho e de tratamentos inócuos, a informação real e embasada do que acontece no processo doloroso não foi apresentada nem a um décimo destas pessoas. E por falar nisso, nem mesmo os profissionais de saúde, em sua maioria, dominam esta informação. Há uma crescente deste conhecimento entre os profissionais da área, porém, ainda aquém do necessário, fazendo com que os paciente ainda tenham seus tratamentos para dor pautados insistentemente na busca de uma causa na estrutura, para se dar o elixir milagroso, quando sabemos hoje que a dor é fruto de um conjunto de causas que nem sempre envolvem lesão e que sempre envolvem o contexto psicossocial.

"Ninguém" resolveu pois não começou por você. Mas agora você tem mais chances de ter o controle de volta sobre seu corpo, mesmo que haja dor, porque sabe o que se passa contigo.

Assim, mesmo que sua dor já esteja aí, insistentemente tirando seu sossego há tempos, eu sugiro que, de posse das novas informações sobre o que ocorre com você, agora possa tentar os mesmos passos que citei anteriormente para iniciar um processo de encorajamento e resistência à dor. Até porque, você já foi investigado da cabeça aos pés e nada de grave apareceu, e isso lhe intrigava. Ou apareceu uma "lesão" que, após essa leitura, você sabe que não tem força para ser a causadora máster de sua dor e a razão por ela persistir. E até aqueles que tiveram o infortúnio de se defrontarem com algo grave em seu corpo, ser grave não é sinônimo de fim. Ser grave é sinônimo de que sua luta será mais árdua, mais suada, mas enfrentar é o único caminho, e dar ao corpo uma maior e melhor habilidade física o prepara para esse enfrentamento.

Quero aproveitar a ponderação sobre quando a dor persiste e já se tentou "de tudo", e finalizar estes guias de autocuidados com duas reflexões.

Uma para você que tem a dor que persiste: você já procurou um profissional para tratar sua dor crônica e ainda não obteve o sucesso que deseja. Mas aqui vão algumas observações que espero que mentalize em seu íntimo.

» Será que sua percepção de sucesso não precisa ser calibrada? Reflita se houve alguma melhora de sua interação com o ambiente. Se não possui ao menos mais destreza e resistência, apesar de a dor ainda se manter;
» Será que não há armas fisioterapêuticas que ainda podem ser oferecidas para seu caso? Ir a um fisioterapeuta não é garantia de se expor a todo o arsenal terapêutico disponível para abordar a dor crônica. Você aprendeu aqui tudo o que deve conter em um tratamento atual para a dor que insiste em não ceder (como gostaríamos);
» Será que devemos desconsiderar outras intervenções mais invasivas (ou menos conservadoras)? A medicina está aí para usarmos. Cabe uma hierarquia nas condutas, da menos invasiva para a mais invasiva, certo de que, para evoluir nessa escala, deve-se ter a certeza de que o estágio anterior foi pautado na melhor intervenção disponível. E como saber isso? É por essa razão que este livro foi concebido;
» Será que você participou de verdade do processo de tratamento ou entregou toda a solução nas mãos de um terceiro? Pense bem nisso e faça uma autocrítica. Você deve ser parte ativa da busca pela solução e cumprimento das orientações, pois é sua liderança sobre você mesmo no dia a dia, mantendo-se o mais ativo na rotina quanto puder, que transforma o corpo e o sistema nervoso e consolida os ganhos. Não participou do processo pois não acredita que seu engajamento

trará repercussões positivas na "hérnia discal" que aparece em seus exames de imagem?

Mas... quem disse que sua dor vem da hérnia?

Agora, de uma vez por todas, você deve ter aprendido neste livro que hérnia ou qualquer outra alteração na estrutura do corpo **não é atestado de que vá doer.** Assim, daqui em diante você sabe o porquê.

Porque doer é complexo. Mas nem o tratamento nem seu entendimento sobre o que se passa precisa ser complicado.

Saiba que a intensidade que você percebe dessa sua dor nas costas tem o seguinte envolvido:

- » **Talvez a hérnia;**
- » **Talvez sua emoção produzida pela situação;**
- » **Talvez alguns hábitos seus de vida que facilitaram a fragilidade sensorial dos tecidos naquele momento;**
- » **Talvez seu estilo de vida, que não ajudou a proteger tanto os tecidos do uso, e então eles chegaram em seus limites (mas há reversão);**
- » **Talvez suas convicções aprendidas de que, se aparecem hérnias, então é algo grave, de que a coluna é frágil etc.**

E por que coloquei tantos "talvez" acima? Porque são fatores que **podem** estar presentes, mas sabemos com certeza que **nunca** a dor percebida será fruto **apenas** do que acontece nos tecidos do corpo. Se fosse assim, não teríamos intensidades diferentes de dor para cada pessoa! Ou até aqueles que percebem a dor e nem ligam! A dor é complexa não no sentido do entendimento em si, mas de que há vários fatores envolvidos no doer. E não somente uma hérnia discal em sua coluna.

E vou além: muitas vezes, as hérnias são fruto do **ajuste** de seu corpo! Você utilizou o corpo por muito tempo de uma tal maneira que, junto com sua genética e o tempo que fez essa rotina, a hérnia surgiu como um ajuste para aquilo que você mais fez. O exame de imagem mostra a hérnia, mas "esquece" de dizer sobre outros tecidos que ficaram mais robustos, músculos mais fortes, ligamentos adaptados... enfim, esquece de citar os demais ajustes que vêm junto com aquela hérnia.

Portanto: se apareceu uma dor nas costas, fique tranquilo. Mantenha a calma, pois a chance de ser algo que não precisa de grandes cuidados invasivos é maior que 95%. Então acalme-se, tente se manter ativo e com a cabeça boa...

...pois manter-se ativo e com a cabeça boa ajuda você a não definhar após a dor aparecer. E é o definhar fisicamente que faz com que uma dor sem causa importante se mantenha persistente.

Esse conhecimento moderno permite que você seja empático com sua dor e entenda como promover contigo as ações empáticas de autoenfrentamento. Empatia... palavrinha tão na moda, não é mesmo?

A empatia no profissional de saúde tem que ser uma proposta que vem antes do tratar. Exigimos foco do paciente, mas devolvemos o quê, além do tratamento para a dor que possa fazê-lo confiar no que temos a oferecer e confiar em si mesmo ao ver que outras pessoas querem ajudá-lo?

Devemos oferecer empatia ao caso de cada indivíduo com dor. E empatia não é clichê. Empatia é científico também. E você pode desenvolvê-la em si mesmo para entender como ajudar seu corpo e ajudar ao seu redor. Qual a ideia: propondo ações aos outros, quem sabe você não retome a percepção do sentido nas coisas, da vida?

Em minha jornada pessoal de sofrimento, entendi como me permitir a ajudar a mim mesmo a partir do exemplo de quem me queria bem. Precisava ir além de meu estado para sair dele, e dali em diante repassar esse bem-querer a outras pessoas e ter isso como minha fortaleza, desfocando de meu padecimento e direcionando meus esforços ao calvário alheio. Quem sabe não é isso que você também precise? Entender qual capacidade humana está por trás até do mais lindo ensinamento de Jesus Cristo quando ele diz: "Amai-vos uns aos outros como a ti mesmo".

Pura empatia.

E sair de seu estado atual de dor é o primeiro passo para conectar-se com outros. Sair e se oferecer às interações humanas pode arrefecer o foco somente em teu sofrimento, dando-lhe resistência – não a física, e sim aquela que transcende o corpo.

Para fazer a sua vida voltar a ter sentido, será indispensável entender que, no fim das contas, é ser útil a nós e aos outros que faz a vida valer a pena. Ou você terá uma mera passagem pífia e sem graça na Terra.

E eu vou fazê-lo mergulhar no universo da empatia. Se você é profissional de saúde, se você oferece esses tratamentos aqui listados, então o que falta a você é ter a confiança do paciente sempre em alta, e seus resultados podem não estar satisfatórios pois não consegue conectar-se emocionalmente com ele para que, assim, mentalize o que ele precisa do arsenal terapêutico que tem a oferecer. Treinar a empatia é fundamental. Se você tem dor, procure um fisioterapeuta que tenha essas características.

Você pode se sentir tocado a ser mais do que um esteio para uma dor que não deve controlá-lo. Já aprendeu como enfrentar; agora, venha aprender como desenvolver a capacidade empática por você e pelos outros a partir de minha própria descoberta sobre o que essa palavrinha significava. Respire fundo e venha.

Certa vez, um paciente meu assistiu a um vídeo de outra pessoa com o mesmo desafio que ele enfrentava e perguntou a si mesmo: "Por que não sou eu nesses vídeos?".

Ele mentalizou o sofrimento do outro, viu-o encarar o que tivesse por vir e engajou em seu próprio processo para chegar até onde fosse possível, o mais próximo que conseguia que fosse melhor, nem que seja um pouco, do estado de agora.

Foi empático com o outro. Foi empático consigo mesmo. E conseguiu chegar aonde queria.

10 | NÃO PRECISA DESENVOLVER EMPATIA PELO MEU CAMINHO, MAS, A PARTIR DE MINHA JORNADA, DESCUBRA A IMPORTÂNCIA EM TÊ-LA

Tudo era pensado nos detalhes, por uma mente que mal percebia o quanto estava articulando para promover o próprio caos. Uma música ao celular no volume máximo para evitar vazamento de outros sons, os quais deveriam ser encobertos por *Lucy in the Sky with Diamonds* tocada repetidamente, cujo soluço fruto do engasgar dos dedos ao fundo da garganta pareciam fazer parte do *backing vocal* de John Lennon em uma versão com melodia suicida. Suicida por se repetir dezenas, centenas de vezes, trancado no banheiro como tema de fundo a cada vomitar. No início, eu tinha nojo do ato, mas incrédulo frente à neurose cada vez mais grave em um transtorno que orbita, já nem percebia o que acontecia após cada refeição do dia.

O cárcere mental tinha uma métrica: pensamentos acelerados, seguidos de necessidade de comer compulsivamente. Dezenas de tarefas profissionais, metas para melhorar a vida pessoal e obter sucesso pautadas em instantes de vida que de tão bons não deveriam acabar, só que a maioria pavimentados sob alicerces de areia, frutos da velocidade mental. Tudo era proposto, organizado, posto em prática e cumprido, mas tamanho era esse esforço mental para atingir o objetivo que não havia junto daquele instante de vida felicidade, devido ao enorme desgaste prévio da obsessão.

E da compulsão alimentar vinha a culpa... uma culpa tendo a falha como cúmplice. Uma falha dolorosa nas metas pessoais, a que rasga o sentido da vida: cumprir os objetivos sem desfrutá-los, algo inaceitável para minha autointitulada e soberba ideia de pujança intelectual, que não admitia a ausência do desfrute. Para justificar a infelicidade que aos olhos dos outros não deveria habitar em mim, eu me mutilava entre desjejuns e jantares procurando inconscientemente mais motivos para dar voz ao sofrimento.

Um impulso incontrolável de regurgitar a comida, acompanhado de uma onda de suor frio que beira o desespero de uma corrida sem rumo, mas que lhe passa a iludida impressão de ter exercitado o corpo. Ajoelhado de frente ao vaso sanitário, a descarga pressionada levando aqueles dejetos pouco digeridos parecia ser o fim de uma prece que em algumas horas iria ser proferida por mim novamente.

"Mas que mal estar intestinal é esse que surge após todas as refeições, homem de Deus?", dizia Tatiane, à época minha companheira. As desculpas formuladas por mim eram manifestadas tantas vezes ao longo do dia ou da noite para justificar os atentados contra mim mesmo que passei a ficar expert nas justificativas. Contudo, apesar de minha proficiência em me esquivar do que ocorria, havia algo que eu não conseguia burlar: a perspicácia de Tatiane.

Constatando a desconfiança alheia, passei a adequar minha operação de autossabotagem, que agora incluía a suspeição da mulher. Abandonei o uso do banheiro e, fingindo cuidar de meu cachorro no quintal, comecei a golfar em sacolas plásticas enquanto arremessava pedaços de pão ao meu bull terrier para mantê-lo ocupado. Porém, não tinha como voltar para dentro da casa com uma bolsa repleta de excrementos gástricos. Era preciso o momento oportuno. Então, depositava no armário da lavanderia as bolsas para serem recolhidas por mim na manhã seguinte, quando todos os moradores e frequentadores da casa estivessem ocupados com seus trabalhos e funções. Mas isso acontecia todos os dias, quatro vezes ao dia. Após café... almoço... jantar... ceia antes de dormir. Não tem como ser infalível o tempo todo. E certo dia, Tatiane, ao iniciar o processo de lavar as roupas do casal e acessando o mesmo armário-cofre onde eu escondia as minhas chagas físicas, encontrou uma sacola esquecida ali.

De onde eu estava, já em minha clínica, onde exerço a profissão de fisioterapeuta, uma onda de arrepio, fruto da decepção de Tatiane, pareceu tomar conta de meu corpo. Tati de longe chorou, ao constatar meu padecimento sozinho, quieto, queimando minha garganta pouco a pouco, destruindo lentamente as válvulas de meus órgãos digestórios. E a cada pensamento de Tatiane sobre as repercussões, em meu corpo e minha mente, daquele ato recém-descoberto, ela se afligia ainda mais, sendo que o pensamento que pairou, segundo ela, foi: *Imagine o turbilhão de sofrimento que havia na mente desse homem para que ele chegasse ao ponto de precisar fazer aquilo.*

No fim do dia, ela me aguardava para ouvir a verdade sobre o ocorrido. Mas parecia que minha psiquê transformou o transtorno mental em parte de meu ser oculto, com diversas estratégias pré-traçadas para também atingir o êxito de ludibriar quem quisesse atrapalhar os planos de manter o meu definhar, caso alguém desconfiasse de algo ou o plano de acobertar a autodestruição falhasse. Tatiane não contava com isto, que os pensamentos acelerados também serviam para conjecturar o tempo todo estratégias para projetar os melhores pretextos sobre o que ocorria.

E, claro, diante de uma mentalidade treinada para aquela situação e uma outra inundada de temor e dúvidas, eu me saía bem usando o básico: "É apenas uma fase, Tati. Não estou legal e sinto dores estomacais, mas já, já estarei bem melhor".

A solução de uma mente inquieta para interromper um assunto que desagrada aos seus planos é colocar próximo ao ponto-final de sua fala alguma expressão de conforto ao outro, para suavizar a discussão e dar a impressão de que o interlocutor não discutiu em vão, e que sua preocupação pode arrefecer. É assim com os depressivos, os bipolares, bem como com os bulímicos.

"Está melhor mesmo, Rogério?", disse Tatiane. "Fique tranquila que só esqueci isso aí justamente por não mais me incomodar", eu respondi.

Percebe o "afago" sustentado para controlar as emoções de Tatiane?

Naquele ponto, outra estratégia deveria ser traçada para que eu pudesse continuar a perpetuar aquele sofrimento. Deixar de vomitar não era uma alternativa. Não havia mais controle, apenas um automatismo degenerado de uma consciência sem rumo, que vê o alimento como fonte de saciar a angústia e segundos depois como fruto de todo um pesar custoso, que deve imediatamente ser extirpado. A única alternativa era reformular as ações. A única estratégia segura era retornar ao banheiro.

A descarga do vaso sanitário chamaria a atenção. Então tive que inovar. Passei a ligar o chuveiro, ficando de cócoras sobre o ralo; e aquele lugar onde a água escoava passou também a levar embora meu desespero por alguns minutos, junto com aquela comida recém-engolida regurgitada direto ao chão. Mas o ralo era pequeno, e a comida transbordava pela sucessão descontrolada de náuseas e expulsões.

Era triste.

O cheiro da bílis impregnava o ambiente, mas era disfarçado pelo vapor de água corrente do chuveiro ligado. Era a estratégia perfeita para não ser descoberto.

E foi perfeita por meses. E teria sido até por mais tempo se não fosse por um fator: a irritação.

Irritação com a vida, com as frustrações. Talvez você que aqui lê e sente alguma dor, mesmo que diferente da minha (a sua física e a minha da mente, mas ambas acabam singrando umas nas outras em algum momento), pode perceber que também sente tanto desejo de não estar em uma situação em que perdeu o controle.

Uma irritação como um estado afetivo gestado pela frustração e pela raiva de si próprio acerca do que se passa. E esse sentimento de irritação passa a ser rotineiro, pois a bulimia já não supria (e nunca supriu, era apenas uma saciedade ilusória da consciência) minhas pretensões de resolver as angústias da rotina de trabalho, de projetos de vida que não me rendiam felicidade como produto final.

Passei a ser uma companhia desagradável às pessoas ao meu redor. Meus sentimentos pessimistas eram uma punição a mim mesmo, porém, quem estava por perto dividindo o afeto também sofria. Essa era a particularidade. A irritação era percebida e passava a ser amplificada quando próximo a pessoas com intimidade. Meus amigos mais distantes, colegas de trabalho ou pacientes não percebiam absolutamente nada. A angústia que se transformava em vômito, que transmutava em frustração, que por fim desembocava na irritação sentida pelos mais "chegados", talvez pelo meu cansaço psíquico que via neles um ponto de apoio para desafogar esses gritos intrínsecos de desespero. Um pedido de ajuda às avessas. Mas que nem sempre era percebido como a ponta de um emaranhado de sofrimento interno silencioso.

Em lampejos de entendimento sobre o que ocorria, passei a sentir cada vez mais culpa. A ansiedade aumentava, a bulimia desenfreava. A irritação se exaltava. Vivia em um looping potencialmente devastador e mortal, que culminava em períodos de depressão profunda, pois aquela ausência de felicidade na própria caminhada passou a avistar o sofrimento das pessoas que eu amava por me ver naquele estado, e esse estado contribuía para uma interação insalubre entre nós. Sofriam com o que eu me tornei.

Um homem crescido em uma família que o educou com amor, sem nenhum exemplo próximo de outras mentes insanas para ter como exemplo, nem de "congenitude" explícita ao menos. Infância feliz, adolescência feliz; porém, ao iniciar o longo e tortuoso caminho à vida adulta autossuficiente, ocorreu uma mudança imperceptível de trilhos para uma estrada cujo fim teria os mesmos objetivos daquela de outrora, mas agora repleta de cárceres mentais que não me permitiam gozar de qualquer satisfação.

Inevitável que chances para findar rapidamente esta existência tivessem voz em alguns momentos de minha rotina transtornada. Pensamentos suicidas adubados constantemente por um desamparo que não cessava passaram a permear minha mente.

Ao mesmo tempo em que eu padecia, consolidava-se pouco a pouco uma disposição interna calcada na constatação de que: *se eu não consigo ajudar a mim, quem sabe se eu passar a entender melhor as necessidades alheias e em como intervir com as armas que eu tenho, profissionais, intelectuais ou de experiência de vida, eu assim não consiga colocar um sentido na vida que me auxilie a me desvencilhar de minha desarrumação interior?*

Esse estado mental paralelo não surgiu por acaso. A conscientização pessoal começou a ficar mais aguçada para reflexões existenciais sobre o porquê de certas pessoas não me abandonarem e não desistirem de mim apesar de toda a toxicidade que pairava de tempos em tempos, modulada pela irritação e amplificada pelo transtorno alimentar e afetivo.

Era intrigante. O que fazia essas pessoas continuarem a enxergar aquele Rogério de antes, o que alguns chamam de "essência"? O que geria as condutas afetivas delas para engajar na essência de outro ser humano, colocando seus olhos para além daquele transtorno conflituoso?

Mesmo sem saber dos detalhes e das tormentas em que eu gravitava, apareciam pessoas que se conectavam a essa minha vibração e tentavam desvencilhar-me dela de alguma maneira. Se um dia eu estava irritado de tanto vomitar em vão, surgia um colega profissional que se prestava a me ajudar a solucionar um dilema clínico de um certo paciente que eu não conseguia desatar por minhas emoções perturbadoras ocuparem todo o foco de minha atenção, não permitindo que eu usufruísse de minha plena intelectualidade. Se eu confidenciasse a alguém um pedaço de minhas lamúrias, ao contrário de ser chamado de louco, recebia daquela pessoa uma conduta que me ajudava a minimizar o sofrimento naquele momento, sem ao menos eu precisar retribuir.

O que era aquilo? Que sentimento ou estado psíquico era esse que emergia em algumas pessoas, parecendo que elas estavam enxergando a si mesmas nos outros e imediatamente encorajando-as a fazer ou tomar proposições para intervir de algum modo por aquele que necessitava? O que estava por trás disso?

Exercer uma profissão da área de saúde dava oportunidade a mim de, ao decodificar esse algoritmo que determina a execução dessas condutas que me acolheram, segundo meus pensamentos, quem sabe entender o que há por trás desse acolhimento que eu recebia diante de meu caos. Quem sabe assim eu pudesse incorporar esse estado emocional a minha rotina de tratamento de doentes e sofridos com avarias físicas, suplantando a mente traumatizada e forjada para a autodestruição que me dominava naquele momento e me ajudando a mentalizar sobre como ir além de um corpo e mente caóticos durante meus estados de lucidez?

E assim passei a mergulhar em uma busca emocional incessante do universo que abrange esse estado de compreensão da inquietação do outro. Ele vai além de um sentimento de compaixão com o sofrimento do próximo, que ultrapassa a simples simpatia pela tragédia alheia, que é superior à caridade pura e simples, mas que envolve o espelhamento do ser no sofrimento de outrem: a empatia.

Isso que eu decodifiquei como um "estado de absoluta compreensão da necessidade de outro ser" um dia foi traduzido finalmente a mim por um amigo, em resposta a um momento de desespero e autoextermínio iminente: "meu irmão, a empatia por sua dor é muito maior que qualquer sofrimento momentâneo que eu tenha contigo. Eu imagino o tamanho de seu padecimento interior e me vejo nele. E vendo-me, como não estar contigo?".

Foi nesse momento que, pela primeira vez, a ideia sobre empatia começou a ganhar forma em minha cabeça. Notei que talvez já a tenha praticado algumas vezes frente a meus pacientes; porém, não tinha certeza. Nesse ponto houve o despertar de uma nomenclatura que já estava em minha memória vocabular, mas que passou a necessitar urgentemente de esclarecimentos que pudessem pautar a gratidão que sentia por essas pessoas e minha identificação com aquilo que acontecia e que, caso eu soubesse mais sobre, poderia replicar com outros aquilo que eu recebia.

E iniciou-se uma saga em busca de respostas e aprendizado, acerca de um sentimento que pode revolucionar as interações entre seres humanos em um universo tão competitivo, superficial e individualista.

Eu não gostaria que seu mundo continue da maneira como está, caso conviva com a dor. E dali em diante meu mundo mudou. Que esse entendimento seja mais uma linha em sua história pessoal e que o mude também de alguma maneira. Eu precisava suprir aquela ânsia de conhecimento sobre a capacidade de entender a dor do outro que fez com que eu não perdesse a esperança ou findasse minha própria existência ao distinguir um elo entre meu sofrimento e a solidariedade alheia.

Vamos juntos mergulhar nessa compreensão pelos caminhos da consciência pessoal, que do cárcere físico e mental tenta reverter meu horizonte de consternação em paz de espírito, procurando a explicação sobre as transformações de egos insuflados de vaidade em atos de benevolência.

A EMPATIA PELA ÓTICA DA CIÊNCIA

Pensar em como pessoas possam ter a capacidade de conseguir depurar as aspirações alheias e até mesmo as delas próprias quando estão atoladas em um lamaçal de pessimismo, que devemos fazer com que nosso componente racional reconheça tal apuro, me faz passar a procurar a companhia e entender mais dessas pessoas que pareciam reparar em meus gritos de socorro velados que transbordavam em desassossego.

São pessoas comuns, cada uma moldada à maneira como foram expostas às interações humanas, não importando qual seja sua classe social, seu emprego ou seu letramento. São diferentes, mas com algo em comum que não se vê no físico nem em suas posses ou nível de instrução educacional: um estado de conexão profunda com a necessidade alheia. Não somente conexão com o sofrimento alheio (talvez nesse quesito a faceta seja percebida de maneira mais clara nessas pessoas) e sim uma conexão profunda, seja qual for a necessidade do outro em que tais seres possam intervir positivamente de algum modo com ações, inclusive lhes esculpindo como empáticos de seus próprios caos, dada a qualidade com que auxiliam o próximo, transbordando-o para dentro de suas próprias vidas.

Tentando entender a conexão entre dois indivíduos que dá suporte a uma vida de ações proativas, essa ligação poderia ser criada a ponto de um deles visualizar uma atribulação e imediatamente imaginar-se no centro de tal demanda como se fosse dele. De posse de um planejamento cerebral traçado sobre como resolver tal vicissitude para si próprio, aproveitam-se dessa estratégia mental traçada e, pelos meios que tem às mãos, auxiliam na resolução daquela demanda alheia. Como uma afinidade de estados de espírito entre um ser atribulado e necessitando de algum tipo de resolução ou ação que positivamente encaminhasse a algo, e outro que percebe tal instância.

Perceba aqui uma coisa: "de posse de como resolver a vicissitude do outro como se fosse a sua própria". Faz sentido para você que, treinando tal característica, entendendo a dor do outro, você consiga se tornar mais experiente em resolver suas próprias?

A empatia parece ser mais do que apenas se solidarizar. Seria transformar um mapeamento prévio das lacunas que faltam ser preenchidas com ações de meu arsenal à disposição (trabalho, conhecimento, opinião, vivência prévia) para isso, usando o que tenho a oferecer para preencher tais lacunas e produzir uma interação positiva em conjunto com o receptor da ação. Entenda bem, pois isso é a base da empatia, senão ela será misto de solidariedade com caridade: a partir do preenchimento dessas lacunas pelas armas que eu tenho, produzir uma ação conjunta (pois o outro tinha certas armas, enquanto eu tinha outras) com efeito no outro, e não em mim, que apenas ajudei a "unir os pontos". Em outras palavras: minha racionalidade sendo utilizada para buscar estratégias para desatrelar meu ser emocional da aflição. Mesma pessoa, mas dois universos que podem se contemplar.

Empatia. Ações empáticas. Pessoa empática. Difícil eu não ansiar pelo entendimento do que há por trás dessas palavras e expressões que designavam um ato intrigante que eu vinha recebendo em meio ao meu próprio caos. E nada mais confortável do que iniciar a jornada buscando as primeiras respostas em minha área de conforto intelectual, a ciência, ambiente no qual há anos estou mergulhado, estudando tratamentos para meus pacientes e pesquisando métodos eficazes de como aliviar a dor daqueles que vêm se consultar.

Por minha vivência, constato que apenas tratamentos fisioterapêuticos, medicações e mais o que a medicina dispuser para quem me procura, talvez não bastariam para desafogar um ser humano do sofrimento físico e mental. Eu mesmo, atolado à época em um pântano de frustrações, angústias e transtornos, observei que apenas saber o que fazer por mim não bastava. Eu sabia que estava preso em uma espiral de tormentos, mas apenas minha vontade de mudança não era o suficiente. Algumas vezes para mim ou meus pacientes era preciso a manifestação de forças que iriam além daquelas contidas em cada um de nós. Foi-se desenhando em minha cabeça a ideia da competência emocional de produzir afinidade com os desejos, as lamentações, os problemas, as emoções e os sentimentos do outro, e de alguma maneira poder contribuir para a resolução do que ele precisa no momento. Contribuir para o desassossego do outro com as armas que eu tenho e ele não. E eu quero que você as tenha, pois isso pode ser a chave para você propor o melhor a você mesmo e a outras pessoas com os recursos que tem no momento, fazendo deles o promotor de uma existência melhor que o dia anterior. Aprendi a lidar com o desassossego do outro e me vi na condição de também ajudar a mim mesmo com proposições racionais sobre metas, planejamento físico e busca de conhecimento sobre o que eu tinha de debilidade de saúde para me pautar em como me ajudar. E venho conseguindo êxito. Contudo, nunca é um caminho em linha reta. Há oscilações, mas de posse de todas as ações possíveis para me fazer chegar aonde preciso e mereço.

Fui buscar informações científicas seguras sobre a empatia. Primeiramente, procurei por definições sobre a empatia e encontrei uma variedade delas.

Há estudiosos que consideram a empatia como um sentimento carregado de generosidade para com os outros. Por exemplo: sinto um desejo enorme que o outro consiga superar alguma atribulação pessoal independentemente de quem seja você ou o que você sinta no momento, assim como independentemente da emoção que sinto, se semelhante a sua ou não.

Mas essa não é a explicação preponderante entre os pesquisadores, pois, apesar do vínculo entre meu desejo e o que o outro passa ou precisa, ainda não se apresenta nessa explicação um nível de ação, de intervenção, seja ela de qual magnitude for, para auxiliar o próximo, ou até mesmo o simples imaginar, o planejar de alguma intervenção que possa beneficiar positivamente tal pessoa. Surge aqui a ideia de que a empatia está atrelada a ações entre um agente (pessoa empática) e um alvo (o receptor da ação), pautadas pela correspondência entre as emoções de duas pessoas. A resposta de um agente à emoção de um alvo é empática se for causada por e se assemelhar, ou corresponder, à emoção do alvo. Destaco para vocês um exemplo: sinto empatia se sua tristeza me deixa triste, mas não se me traz prazer. Parece haver um contágio, uma compreensão emocional.[1]

Até parece complexo, mas, à medida em que ia lendo e transformando os conceitos científicos em linguagem mais simples e palatável, passei a imaginar que quem lesse minhas traduções e ponderações do que a ciência debate sobre o tema até conseguiria enxergar a empatia em certas ações que já tivessem com terceiros. Muitos já possuem essa atribuição e não deduzem, mas para todos apresenta-se interessante a ideia de entender mais sobre esta capacidade de projeção e interação de emoções para refiná-la ou estimulá-la em nós. Quando nos deparamos com uma situação que nos desperte empatia, dois componentes podem entrar em cena em nossa mente: um deles afetivo-emocional, que executa no agente um "espelhamento" da emoção do outro (sente-se o que o outro está sentindo). Ativa-se também um segundo componente, relativo ao conhecimento, em que se "reconhece" o estado emocional do outro (entende-se o que o outro está sentindo).[2]

Uma reflexão me vem à mente: *então, é preciso sentir o que a outra pessoa está sentindo como se aquilo fosse conosco, seja buscando na memória uma situação similar que já nos causou uma necessidade de resolução que talvez com a ajuda de alguém seria resolvida, ou mesmo colocando em nós aqueles sintomas de atribulação e tentando buscar em nosso íntimo a resposta do que poderia ocorrer em nós que causasse esses mesmos sintomas da necessidade, angústia, aflição ou seja lá o que se visualize na emoção do outro. Depois disso destrava-se o segundo componente de entender o que o outro está sentindo e precisando.*

Há, em suma, um compartilhamento de experiências, por isso a ideia de que busquemos na memória alguma situação similar ou acessemos nossas convicções prévias de como lidaríamos com uma situação similar, ao mesmo tempo em que mentalizamos os pensamentos do outro acerca do que ocorre. E esse conjunto de eventos mentais e emocionais eclodirá em uma preocupação de caráter empático, desejando o bem-estar do outro e fazendo com que tomemos alguma ação para tal com proposições que nosso contexto pessoal permita e que talvez o outro, estando em um contexto diferente de vida, não consiga organizar por si só.[3]

Um ponto importante que reparei nas documentações científicas é que a empatia não é uma resposta automática ao sofrimento dos outros, pois, se fosse assim, não entraríamos em competição esportiva, por exemplo, ou não lutaríamos por uma vaga de emprego com outros candidatos que a mereçam tanto quanto nós. A empatia, então, depende do contexto para se desenvolver. E isso não quer dizer que ser competitivo é deixar de ser empático e sim que, sempre que for do nosso alcance, essa resposta prontamente pode ser acessada mediante o reconhecimento do contexto.

Anoto aqui um outro exemplo para deixar mais claro: até mesmo em competições esportivas já vimos atletas que sofreram algum tipo de acidente e seus adversários pararam sua jornada para auxiliá-los naquele momento. O contexto do sofrimento fora de hora e não esperado passa a vigorar sobre o contexto inicial de competição entre aqueles esportistas.

Quer dizer, o contexto afetou os motivos, os propósitos. Portanto, a empatia é um processo motivado.

O propósito inicial era a vitória na competição, talvez com o contexto empático voltado a dar alegria ao país que representa naquela prova, ou a buscar um melhor sustento para sua família com aquela premiação ao vencer. Todavia, o contexto fora modificado e isso afetou as respostas daquele agente, que alterou sua ação empática para um outro alvo.

Verifica-se que a empatia foi definida por alguns estudos como um estado do indivíduo que, se disparado, adequa ou produz novas atitudes e comportamentos sociais com ênfase no bem-estar, na plenitude de quem é o alvo da ação empática. Que pode ser você mesmo ou o outro. E há outras definições que garimpei junto à literatura da área para tentar nos facilitar a compreensão sobre esse fenômeno. Muitas outras definições. Todavia, apesar disso, para melhor descrever a empatia do que um simples estado do ser (se está nele ou não), tem-se tentado estabelecer a empatia como uma capacidade do ser, ou melhor, uma potencialidade, que está ali, latente.[4]

Assim, pessoas podem ter o potencial para agir com empatia, o que é percebido ao conversar com outro ser ou quando visualizam o estado emocional desse outro ao se deparar com uma situação em que há uma conexão afetiva. E essa potência de agir dispara a mentalização dos pensamentos do outro naquele momento; sente-se e entende-se o que o outro passa e precisa, mas não ocorre a ação empática. A capacidade de produzir empatia está ali, mas acabam se desenvolvendo outros estados e sentimentos que não chegam a frutificar em ações, em mudanças de comportamento visando um alvo. Por isso: uma potencialidade, e olha só! Isso é um sinal de que a empatia pode ser treinada, não acha? Sigamos em frente.

Essa expressão afetiva, capaz de unir os indivíduos em torno de uma complexa relação que, de um lado, há um alvo com algum tipo de necessidade (mesmo que não seja perceptível por este, já que para ele pode não haver a real noção de que há algo a ser feito, visto que não fora pensado por ele) e, do outro, o agente empático é circundado por uma rede de pistas sensoriais aprendidas previamente, ao longo da vivência pelo agente emissor da ação. Tais pistas sensoriais podem ser notadas, por exemplo, por expressões faciais que remetem tristeza, linguagem verbal e não-verbal de angústia e desamparo, ou expressões que apontem para a essencialidade de um auxílio que não está ao alcance das possibilidades próprias do alvo, e cuja presença das pistas podem ser o gatilho para a percepção do agente de sua interpelação.[5]

Eu tentava entender esses sinais que norteiam o corpo das pessoas envolvidas em uma ação com característica empática, mas me perguntava como podemos perceber a necessidade do outro somente pelas expressões corporais se muitos de nós temos vergonha de mostrar fragilidade, ou fraqueza, ou mesmo somos orgulhosos demais para demonstrarmos que precisamos de algum tipo de ajuda a mais do outro? Mas logo decifro um pouco mais sobre o assunto.

Não é somente o modo como um ser se apresenta que pode nos despertar para a tomada de atitude proativa, mas informações semânticas, que para esta pauta dizem respeito ao significado do contexto ambiental envolvido àquele ser. Como estar em um funeral, ou a alguns minutos de se perder uma prova importante se não houver uma intervenção externa. Essas expressões emocionais ou de contexto envolvido fornecem informações importantes ao observador, que pode desempenhar a empatia, iniciando uma rede de eventos que envolve estímulo, reforço e resposta. **Estímulo** que promove a conexão entre agente e alvo. **Reforço** promovido pelo espelhamento afetivo do agente com as emoções e a preocupação com a necessidade do alvo. **Resposta** sendo a ação empática.

Vamos refletir: se empatia pode ser definida melhor como uma capacidade e não como um estado, já que estado forçaria o ser a entrar em uma dicotomia "ou se é empático (ocorre o estado de empatia) ou não se é", então entender a empatia como uma capacidade coloca os indivíduos todos como propensos de desempenhar ações empáticas, com menor ou maior capacidade, mas todos capazes! Melhor do que serem fadados, caso não cumpram certos pré-requisitos mentais, emocionais e cognitivos, de não se adequarem a um estado de empatia. A empatia pode ser treinável e não é um estado inato, nascido conosco. Podemos talvez ir melhorando as interações com as necessidades do outro, entendendo como ajudar e, assim, sendo capazes de nos brindar cada vez mais com momentos que tragam paz "pelo dever cumprido", tirando o foco de nossa própria dor. Ajudamos os outros e assim nos ajudamos.[6]

> *Essa capacidade do indivíduo de ser empático envolve então dois processos: a identificação da emoção do outro e o compartilhamento do afeto. Mas nem todos conseguirão identificar com precisão a emoção do outro... e se pensássemos na empatia como um estado em que se encontra o indivíduo, ele já não cumpriria certos requisitos para ser considerado empático. Mas, ora, então é por isso que existem níveis diferentes de pessoas empáticas e assim ações com mais empatia ou menos empatia.[7]*

Essas reflexões clareiam mais um pouco o universo envolvido nessa conexão entre indivíduos, pois uma pessoa que possui uma capacidade pobre de identificar a emoção do outro passa a ser diferenciada de outra que, apesar de ter tal capacidade plena, ainda assim é menos empático do que a anteriormente citada. Se não fosse estratificada a capacidade do indivíduo em produzir ações empáticas, colocaríamos então em um mesmo balaio uma pessoa "mal treinada" para reconhecer as emoções alheias, talvez pela falta de exposição a situações que demandassem isso, juntamente com um indivíduo que possui algum transtorno patológico em que tal ação final junto ao alvo está comprometida, e não sua capacidade em desenvolver os processos de reconhecimento e espelhamento das emoções.

Então, a empatia pode de fato ser treinada nos indivíduos, para que aprendam a ter eficiência em identificar as emoções do outro e o que fazer com elas.

Embrenhando por tantas explicações na tentativa de entender quais características inatas ou aprendidas correspondem à empatia, acabei por descobrir que a empatia está atrelada a um comportamento pró-social, e não simplesmente social, de inserção em um determinado contexto. Parece a mesma coisa, mas há uma sutileza que distingue o comportamento social e o comportamento pró-social: a ação com o objetivo no outro. Não apenas nos comportarmos perante os outros, mas nos comportarmos com os outros.[8]

Vou ponderar sobre o que eu acho que seja o alicerce da empatia após o aprendizado técnico: empatia é necessariamente uma construção emocional que conecta um emissor com um alvo pelo reconhecimento da emoção e espelhamento dela por parte do emissor, que mentaliza os pensamentos e o contexto do alvo para entender qual é a necessidade dele naquele momento para auxiliar com as armas técnicas, físicas ou emocionais na resolução daquele contexto, que, por fim, encerra a ação empática com um ato positivo/proativo realizado pelo emissor para que o alvo usufrua das consequências desse ato.

Esta seria a maneira como eu enxerguei o que seria a empatia.

Vamos expandir o enredo que circunda a empatia: ao contrário de apenas raciociná-la como um fluxo que flui por um estímulo (vindo do alvo e se conectando ao emissor pelo reconhecimento dos sinais sensoriais e de contexto), reforço (espelhamento das emoções fruto da preocupação com o alvo) e resposta (ação promovida). Irei complementar e assim decodificar a trama que entendi como sendo a essência da empatia: estímulo no agente, reforço, **apoio** (preocupação), **conforto** (a resultante da preocupação: sinal de simpatia ou compaixão) e resposta/ação empática.

Podemos concluir cada vez mais que essas etapas podem ser treinadas e qualquer pessoa é capaz de desenvolver ou aprimorar suas ações empáticas.

As ações carregadas de empatia que eu recebi em meu calvário pessoal abriram a porta para outras ações que não têm nada a ver com os momentos em que estou mal. Passei a notar pessoas que se aproximam ou que eu encontro, seja no trabalho ou quando vou em algum comércio, bar, restaurante, qualquer lugar, e lá estão elas tentando resolver alguma demanda minha, que nem tinha nada a ver com o fato de eu estar sofrendo. Podemos então enxergar a empatia acontecer.

Veja só como a empatia pode ser utilizada, dependendo da ação que se quer tomar.

Ações ante a dor e o sofrimento

São as clássicas. Aquelas que facilmente nomeamos quem as faz, pensando *olha como essa pessoa tem empatia*. Uma atribulação que toca a emoção de um emissor a tal ponto que ele é invadido por uma necessidade extrema de intervir naquele contexto. Profissionais de saúde e pessoas que convivam próximas a um alvo em sofrimento são os facilitadores mais comuns dessas ações empáticas. Todavia, qualquer pessoa que cruze o caminho de alguém em uma situação que o emissor julgue ser sofrível pode ter essa capacidade ativada. Por exemplo, quando vemos uma grávida em pé no ônibus e cedemos nosso lugar no banco a ela, pois nos espelhamos naquela situação e percebemos que pode ser de penúria, além do perigo de manter-se em pé sacolejando com uma outra vida no ventre.

Ações para facilitação

Esse tipo de ação empática não é uma resposta a um sofrimento percebido pelo emissor ou uma ação com foco essencial em produzir alegria. Ao invés disso, o emissor dessa ação observa a necessidade do alvo em resolver alguma demanda da rotina que seria resolvida por ele mesmo (o alvo) de alguma maneira, mas que pode ser facilitada por uma ação empática de um emissor que se conecte com aquela necessidade. Por exemplo: um comprador vai a uma loja adquirir algo não essencial e, ao indagar o preço ao vendedor, o propenso comprador vê-se sem condições financeiras para adquirir o produto naquela circunstância dita pelo vendedor. Todavia, o vendedor percebe pelas pistas sensoriais/emocionais que aquela proposta de preço está além da condição momentânea do alvo, e conectado ao sentimento do comprador, espelhando nele próprio o que ele sentiria se estivesse do outro lado do balcão e mentalizando qual seria a proposta que o comprador julgaria mais atraente, conversa com seu gerente e consegue oferecer um desconto e uma opção de pagamento menos onerosa para aquele produto, agora adequado às aspirações de compra do alvo. Houve intervenção na dor e no sofrimento? Não houve. Era uma ação que tinha como cerne produzir alegria no comprador? Não, pois não era um item essencial para compra. Mas a ação empática facilitou a rotina do alvo, que não precisará procurar o produto em outros locais ou voltar em outro momento para adquiri-lo.

Ações pró-satisfação

O alicerce deste tipo ação é despertar a alegria ou um maior bem-estar em um alvo que não está em sofrimento físico ou mental. Como quando uma criança é levada a uma consulta de rotina e o médico planeja um conjunto de entretenimentos que deixam a criança feliz enquanto ela está na clínica. A criança não está em situação de penúria, essa é apenas uma consulta de rotina, mas o emissor sente que pode fazer algo além do que aquilo pelo qual foi procurado. Ou qualquer tipo de surpresa positivamente inesperada, e até ao produzir no outro um contexto diferente do habitual para que o alvo tenha maior bem-estar, sem que o contexto anterior lhe causasse desprazer. Por exemplo, alguém que caminha diariamente para ir ao trabalho e é presenteado pelo chefe ou por um familiar com uma bicicleta. O caminhar não era maléfico, todavia, para esse contexto, a bicicleta dará eficiência ao trajeto, podendo economizar tempo e energia.

A EMPATIA É TREINÁVEL

Desenvolva ou aprimore a sua empatia a tal ponto que passe a se ocupar em libertar você e outros do caos de qualquer tamanho.

- » Seja estimulado pelo seu sofrimento ou pela necessidade de alguém, para que, ao contrário de apenas se resignar, possa fazer seu racional sentir-se perturbado com uma situação de tal modo que alguma atitude tenha de ser tomada, conectando emoções vinculadas à ações, apesar de poder haver tristeza envolvida. O estímulo pode ser, sim, racionalizado, caso não venha naturalmente pelo tempo em que se encontra em um estado doloroso. Minha sugestão para a autoempatia é apegar-se a algo que ama e caso não tome uma atitude, a relação com esse amor vai se deteriorar. Coloca-se assim uma proposta de ação empática a ser feita em você e por você, mas em prol do outro, ou mesmo de um legado;
- » A partir daí pode surgir uma preocupação com o não cumprimento desse compromisso de apego;
- » Segue-se para o conforto de não ter outra saída a não ser enfrentar, pois qualquer outro caminho não é prazeroso e aponta para a continuação do sofrimento. É desenvolver o foco;
- » Finalize com ações do tamanho de suas capacidades para aquele momento. Pense grande, porém, haja em pequenos passos, certamente possíveis. Planeje as ações. Isso mesmo. Escreva o que fazer. Traga para a racionalidade as ações que não sejam poluídas pela porção emocional, que está deteriorada. Crie metas de o que fazer, o que buscar de informação, de quantas vezes na semana e de quem mais precisa procurar

para pedir ajuda. Tudo o que trazemos para o papel faz o subjetivo se tornar objetivo.

E agora pondere aqui comigo: você não acha que pode, com esse aprendizado consciente, a partir de agora, além de utilizar a empatia com outros, também racionalizar frente a sua dor irracional e entender quais armas você possui para ser empático consigo mesmo? Para mentalizar por seu eu consciente qual é o estado real de seu eu doloroso e perceber que se não há nada no corpo que justifique sua dor, sua maior ação empática é conectar-se emocionalmente com um objetivo maior que o mova, como sua aspiração – pessoal, familiar, ou qualquer que seja –, e seguir pela mentalização, aproveitando essa consciência de como traçar metas físicas de uso do corpo para fazer sua própria ação empática com seu eu doloroso, colocando as metas físicas em prática?

A remissão da dor pode levar algum tempo. Mas você só tem o hoje.

Então faça o que der, como der, hoje.

Nosso tempo é agora.

11 | VOCÊ ESTÁ PRONTO PARA DOMINAR A DOR E O SOFRIMENTO FÍSICO

Eu quero que você chegue até este ponto da leitura com sensações afloradas mistas de coragem, alívio e vontade de colocar os aprendizados em prática.

Mas sei que ainda pode haver um certo medo. E está tudo bem. Tem medo? Vá com o medo mesmo! Pois eu lhe garanto que seu corpo responde ao que você oferece a ele. Se oferecer uma movimentação segura, como a que aqui lhe sugiro, pensada gradativamente para que possa ter segurança em realizar, então movimentos seguros não são temidos. O que se teme é o pré-movimento, o antes do começar e de dar um tempo nessa exposição, realizando-a para que seu corpo responda com adaptações positivas, já que propomos entender se pode ter seu próprio enfrentamento ou se precisa de ajuda imediata. A maioria dos casos não precisa da intervenção profissional imediata e foi isso que tentei lhe mostrar. Como gerir o que acontece com você assim como você já faz quando sente uma dor de cabeça, uma dor de barriga ou uma exposição ao sol que passou um pouco da conta.

Ter uma dor e pela desinformação auxiliá-la a ser ainda maior, que é facilitando seu desinteresse pelas atividades que tanto precisa realizar para viver, não é mais o único caminho que temos. Tenho dor ao movimentar o corpo e minha resposta para isso é *vá para uma postura maior de repouso, deixe de fazer tarefas*. Não pode ser esse nosso pensamento de saída.

> Repouso não é tratamento.
> A dor é para ser enfrentada.
> Intervenções para a dor enfrentam o problema.
> Remédios enfrentam o problema.
> Fisioterapia enfrenta o problema.
> Até os poucos casos cirúrgicos enfrentam o problema.
> Repouso **foge** do problema.
> Repouso não enfrenta.
>
> A vida se torna uma catástrofe.
> Sim. É uma tragédia a rotina.
> Por quê? Pela dor.
> Mas não há desastres da natureza ao redor ou grandes tragédias da engenharia para nos deixar assim.
> É uma catástrofe interna, pessoal.
> Pela dor. Pelo medo. Pela incapacidade que dor e medo produzem.
> Dor. Medo. Incapacidade... e sofrimento.
> Essa combinação faz com que os pensamentos pessimistas rondem o consciente do paciente com dor.
> Você, por vezes, não sabia do que a dor se tratava, por não conhecer de fisiologia corporal a fundo a ponto de se sentir mais calmo e confiante. E acabava desabando.
> Uma catástrofe na mente.
> Uma sucessão de pensamentos pessimistas de derrota e inutilidade corporal pela dor que promove uma debilidade em planejar seus próprios movimentos.
> E qual é o resultado? Desuso do corpo.
> Essa catástrofe tem que ser entendida para ser atacada.
> E é aqui que eu e você entramos.
> Espero que agora a dor e seu significado real possa fazer um pouco mais de sentido, a ponto de você estabelecer metas para entende-la, enfrentá-la e, se necessário, após entender e começar esse enfrentamento, procurar ajuda extra.

Por fim, eu gostaria de encerrar nossa parceria nesta leitura com mais um exemplo pessoal para o inspirar.

Eu tinha uma tia, já falecida, a tia Carima, que teve dois filhos, Thiago e Tarso, ambos conviventes com espectro autista muito severo. Solteira, ela e os filhos em casa. Um extremamente agressivo e o outro calmo, mas sem conexão com o mundo e necessitando demais dos cuidados dela. Tia Carima era miudinha e eu nunca a vi desistir, sempre chegava nos aniversários com seus presentinhos: um par de meia, um perfume, jamais esquecia de ninguém. Acho que esse jeito dela de ser tão carinhosa mostrava um pouco porque ela não desistiria das coisas que amava dentro de casa, que eram dela. Tia Carima é meu exemplo do que é seguir sem ter a noção de até aonde vai dar, mas seguir porque não tinha um caminho que seria "melhor" caso desistisse. A luz no fim do túnel, se existisse, estava no caminho em que ela traçou, e assim ela o fez até o fim da vida dos filhos lá para mais dos 40 anos cada. Depois ela descansou.

Esse é meu exemplo de força, de não desistir, que moldou a minha régua do que é se manter focado em um propósito de vida. Você tem que achar seu exemplo, moldar sua régua e não vacilar. Apenas siga, porque, se durante a jornada aparecer um caminho melhor, você pode fazer a curva para ele. Mas remoer, parar ou não aceitar nada faz coisa alguma além de deixá-lo gravitando entorno do sofrimento que tanto quer se livrar.

Tia Carima, com muito amor. Obrigado pelo seu exemplo.

Perceba que, para enfrentar a dor, precisamos de propósitos. Muitas vezes achamos que não os temos mais, pelo cansaço, pelo desamparo e pela falta de perspectivas que um sofrimento que persiste nos traz. Porém, a ação de buscar propósitos de vida, caso não venha a você inconscientemente, deve vir pelo raciocínio e reflexão, e aqui quero lhe dar alguns deles.

Honre a alguém: se tem no momento dificuldade de honrar a si mesmo, então busque motivos no outro, naqueles que nos querem bem, que suaram por nós, que deram parte da vivência deles a nós.

Honre a família: você tem uma história que vai ficar quando partir, e sua história é parte da história de alguém que veio antes e abriu caminho para você. Honre-os para manter um legado.

Honre sua jornada com outras pessoas que o admiram por ela.

Não é "não sofrer"; é encontrar o porquê para sorrir mais.

Não é ser melhor; é ser o melhor que pudermos.

Não é estar sem dor; é seguir apesar dela.

As pessoas aplaudirão seu sucesso no enfrentamento da dor mediante aquilo que você fez com coragem no privado. Confie. Seja feliz.

Perceba que,
para enfrentar a dor,
precisamos de propósitos.

NOTAS

EPÍGRAFE

1. UM PASSEIO NO MUNDO LIVRE. Intérprete: Chico Science e Nação Zumbi. *In*: Afrociberdelia. São Paulo: Chaos/Sony Music, 1996. Faixa 6.

1 | A DOR É REAL

1. TREEDE, R. D. *et al*. A classification of chronic pain for ICD-11. **Pain**, v. 156, n. 6. Disponível em: https://pubmed.ncbi.nlm.nih.gov/25844555/. Acesso em: 25 jul. 2022.

2 | O QUE SE ENTENDE POR DOR?

1. IASP Announces Revised Definition of Pain. **IASP**, 16 jul. 2020. Disponível em: https://www.iasp-pain.org/publications/iasp-news/iasp-announces-revised-definition-of-pain/. Acesso em: 10 jun. 2022.

2. SRINIVASA, R. N. *et al.* Definição revisada de dor pela Associação Internacional para o Estudo da Dor: conceitos, desafios e compromissos. **Revisão de Narrativa,** 20 maio 2022. Disponível em: https://sbed.org.br/wp-content/uploads/2020/08/Defini%C3%A7%C3%A3o-revisada-de-dor_3.pdf. Acesso em: 25 jul. 2022.
3. BARDIN, L. D.; KING, P.; MAHER, C. G. Diagnostic triage for low back pain: a practical approach for primary care. **The Medical Journal of Australia,** v. 206, n. 6, p. 268-273. Disponível em: https://doi.org/10.5694/mja16.00828. Acesso em: 10 jun. 2022.
4. GALLIKER G., *et al.* Low back pain in the emergency department: prevalence of serious spinal pathologies and diagnostic accuracy of red flags. **The American Journal of Medicine,** v. 133, n. 1, jan. 2020, p. 60-72. Disponível em: 10.1016/j.amjmed.2019.06.005. Acesso em: 7 jul. 2022.
5. SANTOS, R. P. *et al.* Patients should not rely on low back pain information from Brazilian official websites: A mixed-methods review. **Brazilian Journal of Physical Therapy,** v. 26, n. 1, jan. 2022. Disponível em: http://www.rbf-bjpt.org.br/en-patients-should-not-rely-on-articulo-S1413355521001180. Acesso em: 20 jun. 2022.
6. O'KEEFFE, *et al.* Effect of diagnostic labelling on management intentions for non-specific low back pain: A randomized scenario--based experiment. **European Journal of Pain,** v. 26, n. 7, ago. 2022, p. 1532-1545. Disponível em: https://doi.org/10.1002/ejp.1981. Acesso em: 3 ago. 2022

4 | FATOS SOBRE A DOR

1. THE key to understanding pain. **Pain Revolution,** 2020. Disponível em: https://www.painrevolution.org/factsheets. Acesso em: 25 jul. 2022.
2. *Ibidem.*

5 | ESTRATÉGIAS DE ENFRENTAMENTO DA DOR

1. MINDSHIFT | Mudança de mentalidade - Motivacional [legendado]. 2015. Vídeo (4min59s). Publicado pelo canal Douglas Pereira Psicólogo. Disponível em: https://www.youtube.com/watch?v=9BTyx51jVrI. Acesso em: 25 jul. 2022.
2. AKOBENG, A. K. Understanding randomised controlled trials. **Archives of disease in childhood**, v. 90, n. 8, 2005, p. 840-844. Disponível em: https://pubmed.ncbi.nlm.nih.gov/16040885/. Acesso em: 25 jul. 2022.
3. PEDro statistics. **PEDro**, 2022. Disponível em: https://pedro.org.au/english/learn/pedro-statistics/. Acesso em: 25 jul. 2022.
4. NIEMINEN, P.; URIBE, S. E. The Quality of Statistical Reporting and Data Presentation in Predatory Dental Journals Was Lower Than in Non-Predatory Journals. **Entropy**, v. 23, n. 4, 14 abr. 2021, p. 468. Disponível em: https://www.mdpi.com/1099-4300/23/4/468#. Acesso em: 25 jul. 2022.
5. MOHER, D. *et al*. Stop this waste of people, animals and money. **Nature**, v. 549, 2017, p. 23-25. Disponível em: https://www.nature.com/articles/549023a. Acesso em: 25 jul. 2022.
6. IASP. Disponível em: https://www.iasp-pain.org. Acesso em: 25 jul. 2022.
7. Sociedade Brasileira para Estudo da Dor. Disponível em: https://sbed.org.br. Acesso em: 25 jul. 2022.
8. SMITH, B. H. *et al*. Managing chronic pain in the non-specialist setting: a new SIGN guideline. **British Journal of General Practice**, v. 624, 2014, p. e462-e464. Disponível em: 10.3399/bjgp14X680737. Acesso em: 25 jul. 2022.
9. REFSHAUGE, K. M.; MAHER, C. G. Low back pain investigations and prognosis: a review. **British journal of sports medicine**, v. 40,

n. 6, jun. 2006. p. 494-498. Disponível em: https://doi.org/10.1136/bjsm.2004.016659. Acesso em: 25 jul. 2022.
10. CHIAROTTO, A.; KOES, B. W. Nonspecific Low Back Pain. **New England Journal of Medicine**, v. 386, n. 18, 5 maio 2022, p. 1732-1740. Disponível em: https://www.nejm.org/doi/pdf/10.1056/NEJMcp2032396. Acesso em: 25 jul. 2022.
11. FOSTER, N. E. *et al*. Lancet Low Back Pain Series Working Group. Prevention and treatment of low back pain: evidence, challenges, and promising directions. **Lancet**, v. 391, n. 10137, 21 mar. 2018, p. 2368-2383. Disponível em: https://pubmed.ncbi.nlm.nih.gov/29573872/. Acesso em: 25 jul. 2022.
CHIAROTTO, A.; KOES, B. W. *Op cit*.

6 | A AÇÃO: EXPOSIÇÃO AO MOVIMENTO PARA DORES AO MOVIMENTO!

1. CASHIN, A. G. *et al*. Producing clinically meaningful reductions in disability: a causal mediation analysis of a patient education intervention. **The Journal of Pain**, v. 23, n. 2, fev. 2022, p. 236-247. Disponível em: https://www.sciencedirect.com/science/article/pii/S1526590021002996. Acesso em: 25 jul. 2022.

7 | ACOMPANHANDO OS RESULTADOS

1. BLYTH, F. M. *et al*. The Global Burden of Musculoskeletal Pain-Where to From Here? **American Journal of Public Health**, v. 109, n. 1, 2019, p. 35-40. Disponível em: https://pubmed.ncbi.nlm.nih.gov/30495997/. Acesso em: 25 jul. 2022.
2. GALLIKER, G. *et al*. Low back pain in the emergency department: prevalence of serious spinal pathologies and diagnostic accuracy of red flags. **The American Journal of Medicine**, v. 133, n. 1,

jan. 2020, p. 60-72. Disponível em: https://www.amjmed.com/article/S0002-9343(19)30540-6/. Acesso em: 25 jul. 2022.

3. HEFFORD, C. *et al*. The patient-specific functional scale: validity, reliability, and responsiveness in patients with upper extremity musculoskeletal problems. **Journal of Orthopaedic & Sports Physical Therapy**, v. 42, n. 2, fev. 2012, p. 56-65. Disponível em: https://pubmed.ncbi.nlm.nih.gov/22333510/. Acesso em: 3 ago. 2022.

ABBOTT, J. H.; SCHMITT, J. S. The patient-specific functional scale was valid for group-level change comparisons and between--group discrimination. **Journal of Clinical Epidemiology**, v. 67, n. 6, jun. 2014, p. 681-688. Disponível em: https://pubmed.ncbi.nlm.nih.gov/24556219/. Acesso em: 3 ago. 2022.

BARTEN, J. A. *et al*. Measurement properties of patient-specific instruments measuring physical function. **Journal of Clinical Epidemiology**, v. 65, 2012, p. 590-601. Disponível em: https://pubmed.ncbi.nlm.nih.gov/22459427/. Acesso em: 3 ago. 2022.

STRATFORD, P. W.; KENNEDY, D. M.; WAINWRIGHT, A. V. Assessing the patient-specific functional scale's ability to detect early recovery following total knee arthroplasty. **Physical Therapy**, v. 94, n. 6, jun. 2014, p. 838-844. Disponível em: https://pubmed.ncbi.nlm.nih.gov/24557654/. Acesso em: 3 ago. 2022.

10 | NÃO PRECISA DESENVOLVER EMPATIA PELO MEU CAMINHO, MAS, A PARTIR DE MINHA JORNADA, DESCUBRA A IMPORTÂNCIA EM TÊ-LA

1. HEYES, C. Empathy is not in our genes. **Neuroscience & Biobehavioral Reviews**, v. 95, dez. 2018, p. 499-507. Disponível em: 10.1016/j.neubiorev.2018.11.001. E-book 2018 nov. 3. Acesso em: 3 ago. 2022.

2. BARTOCHOWSKI, Z. *et al.* Empathy changes in neurocognitive disorders: A review. **Annals of Clinical Psychiatry**, v. 30, n. 3, ago. 2018, p. 220-232. Disponível em: https://pubmed.ncbi.nlm.nih.gov/30028897/. Acesso em: 3 ago. 2022.
3. WEISZ, E.; ZAKI, J. Motivated empathy: a social neuroscience perspective. **Current Opinion in Psychology**., v. 24, dez. 2018, p. 67-71. Disponível em: 10.1016/j.copsyc.2018.05.005. E-book 2018 maio 16.
4. HALL, J. A.; SCHWARTZ, R. Empathy present and future. **The Journal of Social Psychology**, v. 159, n. 3, 2019, p. 225-243. Disponível em: 10.1080/00224545.2018.1477442. E-book 2018 jun. 18.
5. BLAIR, R. J. R. Traits of empathy and anger: implications for psychopathy and other disorders associated with aggression. **Philosophical Transactions of the Royal Society B: Biological Sciences**, v. 373, n. 1744, 19 apr. 2018, p. 20170155. Disponível em: 10.1098/rstb.2017.0155. Acesso em: 3 ago. 2022.
6. LAMM, C.; RÜTGEN, M., WAGNER, I. C. Imaging empathy and prosocial emotions. **Neuroscience Letters**, v. 693, jun. 2017, p. 49-53. Disponível em: https://pubmed.ncbi.nlm.nih.gov/28668381/. Acesso em: 25 jul. 2022.
7. COLL, M. P. *et al.* Are we really measuring empathy? Proposal for a new measurement framework. **Neuroscience and biobehavioral reviews**, v. 83, p. 132–139. Disponível em: https://doi.org/10.1016/j.neubiorev.2017.10.009. Acesso em: 25 jul. 2022.
8. LAMM, C.; RÜTGEN, M., WAGNER, I. C. *Op. cit.*

Este livro foi impresso
pela Edições Loyola
em papel pólen bold
70 g/m² em
agosto de 2022.